Self Care Book

家事加上工作、育兒、人際關係，
獻給不論有沒有工作安排、每天都很努力的你。

回家後，雖然想悠閒度過，
但隔天卻依舊覺得身體沉重、沒休息到、
疲勞沒有消除。各位是否有過這樣的經驗呢？

想休息卻沒時間，正是如此忙碌的人，
才要知道一點小訣竅，

能簡單撫慰身心，消除疲勞。

本書中，除了有能放鬆心情的插畫，
還有介紹在日常生活中，
能立刻進行的消除疲勞法。
一定能找到適合你的小方法。

請放下手機，
和這本書一起休整身心吧。

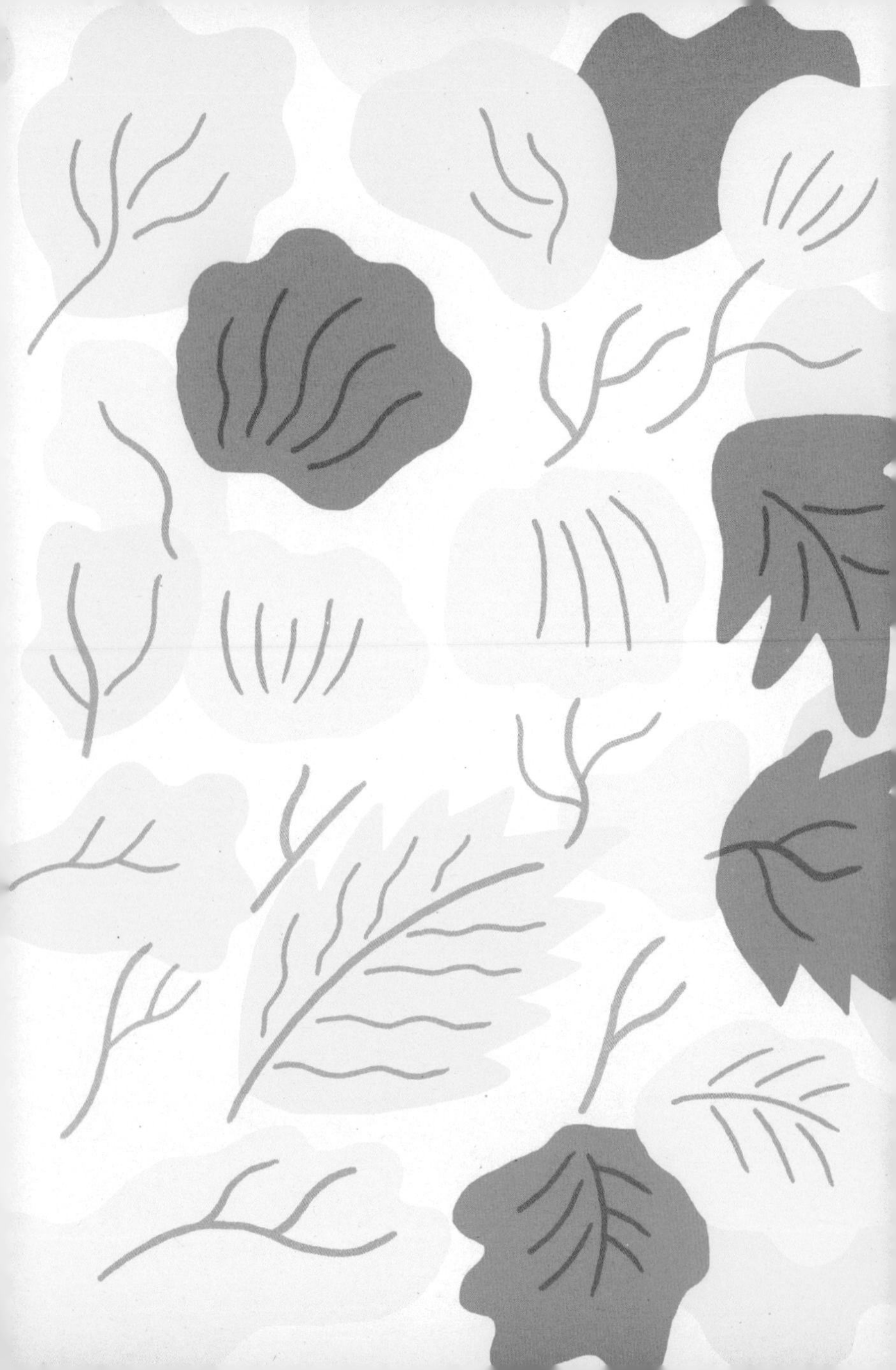

有很多方法都是
從今晚起、從明天起，
就能輕鬆又簡單地做到。

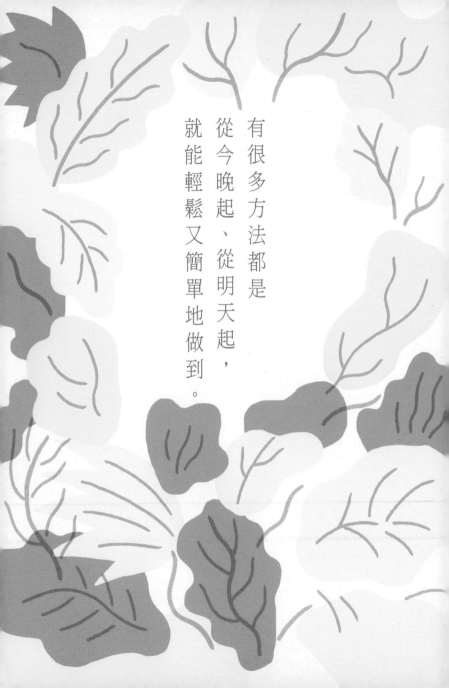

目錄

Level 1 有點疲憊時

Level 2

今日疲憊不堪

Level 3 每天都很累

Level 4 快撐不下去了

關於插圖

根據內容，可將消除疲累法分為以下四個類別，並配上插圖，書末則錄有不同分類的索引。

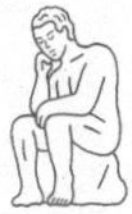

身體　介紹緩解身體僵硬、疼痛的方法。

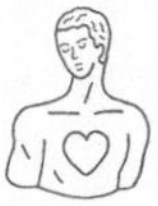

心靈　關於消除壓力的辦法、消解消沉心情的方法。

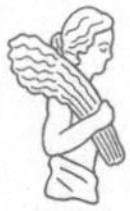

飲食　蒐集了照顧身體、心靈的食物以及飲食法。

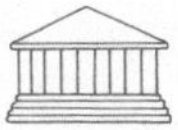

環境　統整了關於整理房間的方法、持有物品的重點。

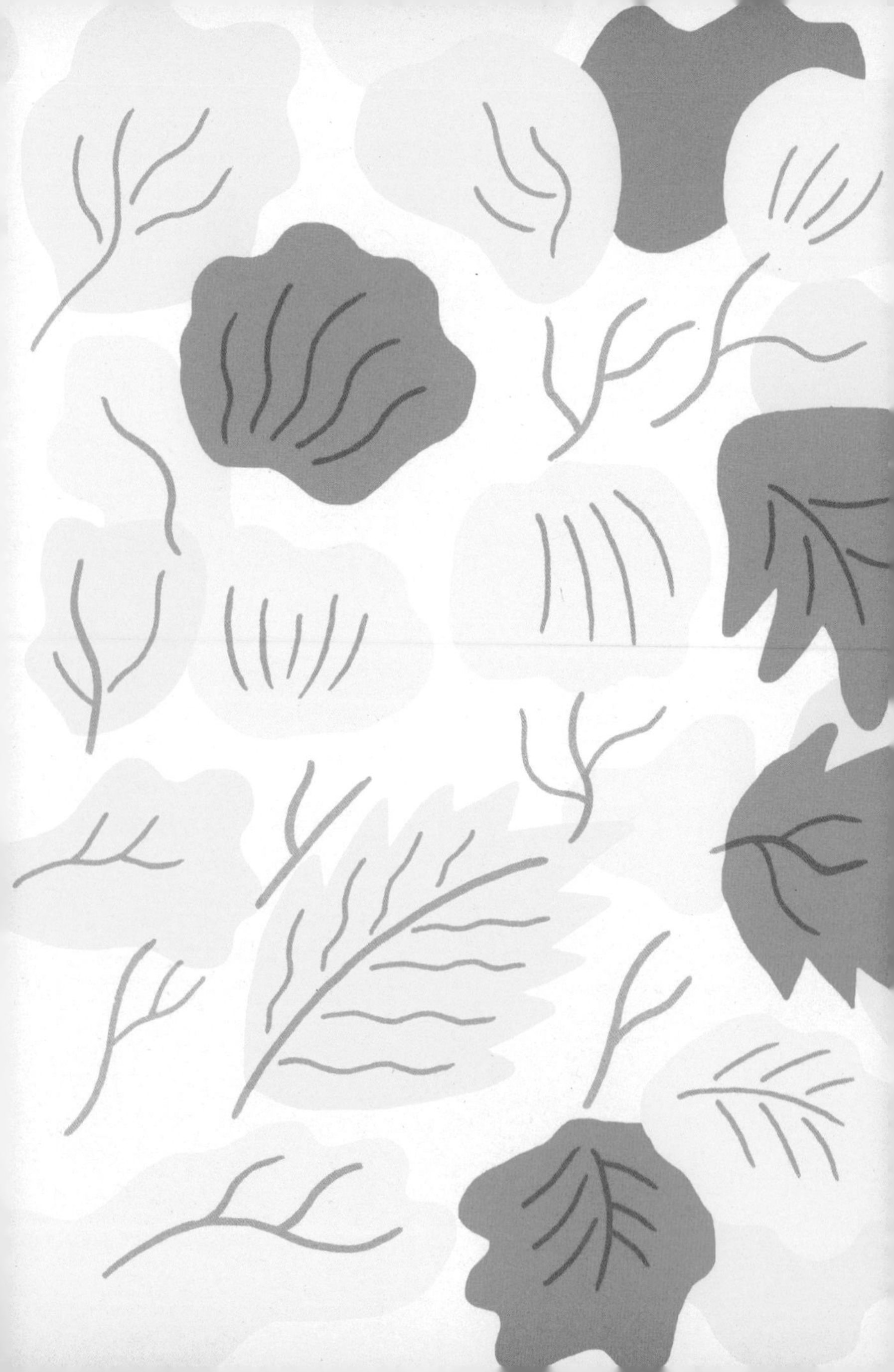

Level 1

有點疲憊時

只要稍感疲憊，
就好好自我照護，
明天就會變輕鬆。

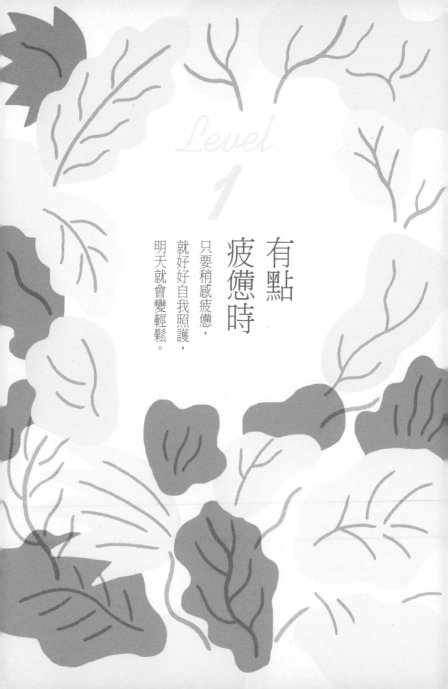

no.1

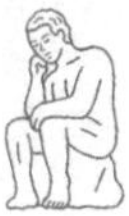

睡前進行伸展

今天一天也辛苦了。

上床睡覺前，要不要輕輕活動下身體？

在家就能做的簡單伸展，
不僅能提高身體的柔軟性，
還能活化自律神經的運作，
獲得放鬆的效果。

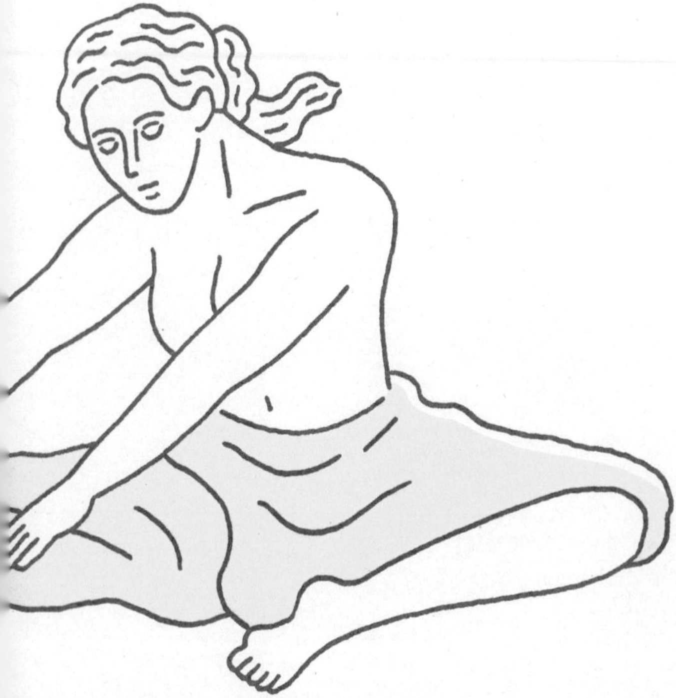

仰躺，一邊吸氣，
一邊緩緩將手臂伸往頭的方向，
一邊吐氣，一邊回到原位，
在不勉強自己的情況下，左右移動脖頸，
伸縮手腳的指頭。

做著舒適的伸展，
慢慢讓副交感神經*居於優位，
打造能熟睡的狀態。

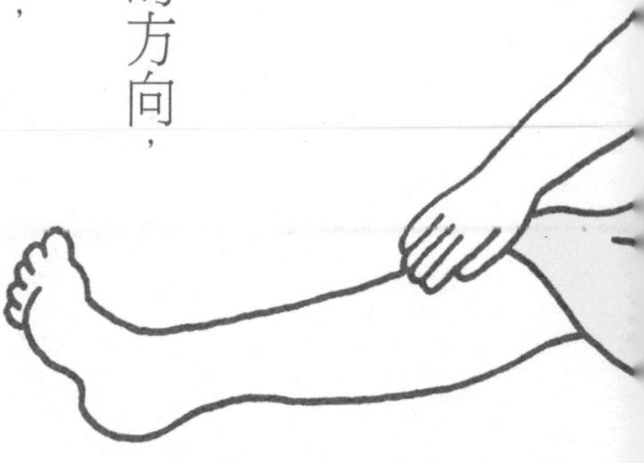

＊副交感神經
自律神經中的一種。副交感神經發揮作用時，血管會鬆弛，血壓會下降，身心都會處於放鬆狀態。

no.2

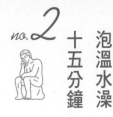

泡溫水澡十五分鐘

因為沒時間，就急匆匆地淋個浴，然後馬上上床睡覺。
應該也會有不得不這麼做的日子吧？但建議，
洗澡還是要悠閒地泡在浴缸裡。

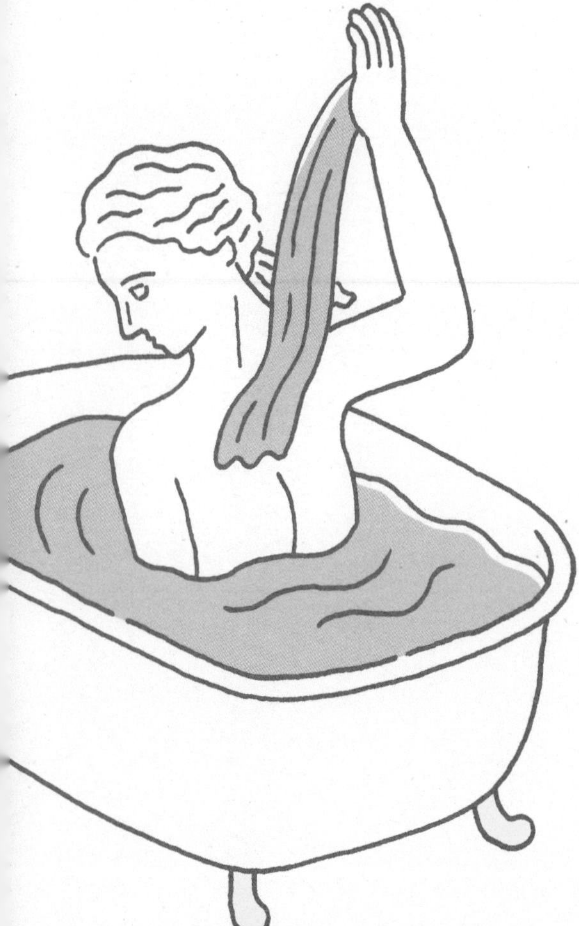

＊交感神經
自律神經中的一種。與副交感神經相反，交感神經運作時，血管會收縮，血壓會上升，身心都會處在活動性的狀態。

人們經常說，
四二℃以上的熱水，
會刺激交感神經＊，讓人變得不想睡。

要消除疲勞、放輕鬆，
可以在三八℃～四〇℃的溫水中泡半身浴即可。
長時間泡澡會導致疲勞，
所以請以十分～十五分為基準。

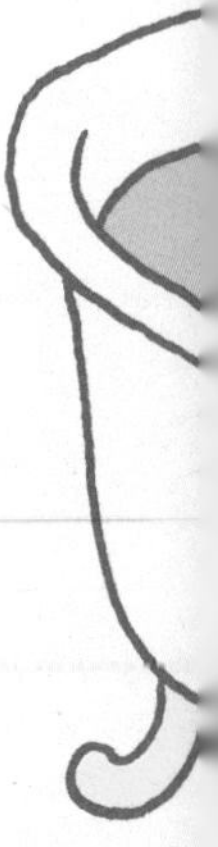

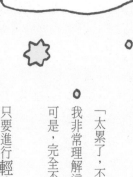

no.3 回家時提前一站下車

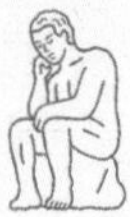

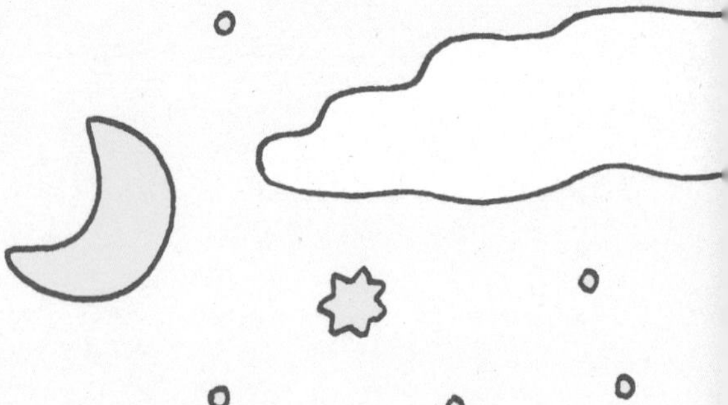

「太累了，不想動啊……」

我非常理解這種感受。

可是，完全不活動對身體也不好呢。

只要進行輕度的有氧運動，

血液循環就會變好，

氧氣能循環至身體各處，

也能獲得鍛鍊自律神經*的效果。

即便不刻意空出時間來運動，

工作完回家時，提早一個捷運站，

或是提早一個公車站，下車用走的回去也ＯＫ。

要不要在明天回家的時候試試看？

想減肥時，
重要的是要持續有氧運動超過二十分鐘。
因為運動約二十分鐘時體溫會上升到剛剛好的溫度，
分解脂肪的酶——脂酶容易起作用。
運動開始經過二十分鐘後，
運動多少，就會燃燒掉多少體脂肪。

不過，即便是未滿二十分鐘的運動，
血液中的脂肪也會被燃燒，
所以重要的是，即便只有五到十分鐘，
也多做些有氧運動吧。

＊自律神經
會調整呼吸器官以及消化器官等內臟的運作。持續二十四小時不停運轉，有著會在白天以及身體活動時活躍的交感神經，以及在夜晚與身體放鬆時活躍的副交感神經。

no.4

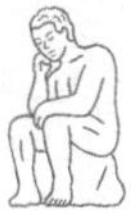

游泳

週末去游泳池

若想更正式地活動身體，
就Let's swimming！

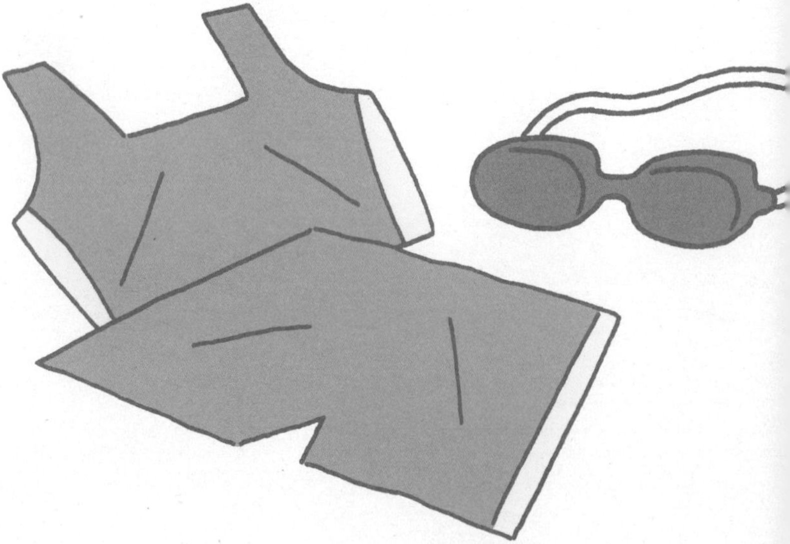

＊有氧運動
慢跑、游泳、騎自行車等是能長時間持續進行的運動。因為運動中，收縮肌肉所用的能量是由體內脂肪、醣與氧氣製造出來的，所以被稱為有氧運動。

誠如大家所知，
游泳是會使用到全身肌肉的有氧運動＊。
來自水的阻力與水壓，會給身體帶來不同於平常的負擔，
有助提升肌力。
只要提升了肌力、增加了肌肉量，
不僅不容易覺得累，
也有容易燃燒體脂肪的好處。
此外，拜浮力之賜，
在水中也不容易感到腰痛或膝蓋痛。
就算不會游泳，也可以在水中漫步。
單這樣就很有效果。

no.5 看手機時轉轉脖子

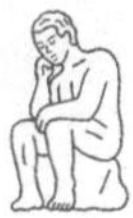

不知不覺頭就垂了下來，
給脖子添加了負擔，肩膀與手臂也僵硬不已……
被肩頸僵硬、腰痛等困擾的人之中，
原因出在「過度使用手機」的人增多了。

因為過於專注，所以有時身體也會固定不動。
說不定背跟腰也會彎曲起來，
肚子也因鬆弛而凸出來，
是不是連呼吸也變淺了呢？

若能保持正確姿勢，縮短使用手機時間是最好的。
至少在使用手機的時候，
養成轉動脖子的習慣吧。

no.6 空間時做手部按摩

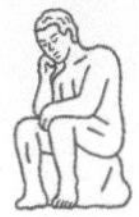

覺得「疲憊」、「倦懶」時，
指壓與按摩簡直是最幸福的享受。

可是，也有連這點時間都抽不出來、時間非常緊湊的日子。
這時候，試著自己做手部按摩吧。
如果可以，使用有著自己喜歡的香氣的護手霜或按摩油，
一根根撫摸手指，拉開手指與手指之間，
把整隻手揉得柔軟。

即便是自己進行按摩也很舒服，
血液循環會變好，能輕鬆恢復精神。
而且手還會變得滑嫩，簡直是一箭雙雕！

no.7 晴天時戴太陽眼鏡

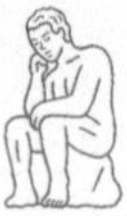

紫外線是形成斑點、皺紋、肌膚鬆弛的原因，
會傷害頭髮，
還是導致皮膚癌的危險因子。
最近，男性也開始在意起了紫外線。

大家雖會塗抹防曬乳、
用帽子跟陽傘防曬，但眼睛卻成了漏洞。

眼睛若照射到紫外線，

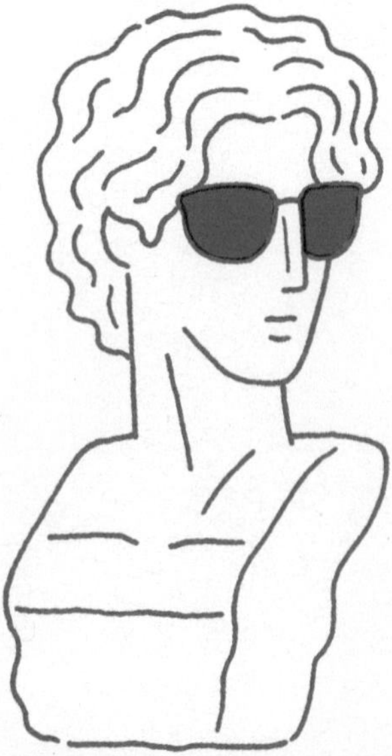

*黑色素
由位在表皮最下層細胞所製造的色素。會形成肌膚的顏色，若製造出過多的黑色，肌膚的顏色就會變深。

這刺激會傳到大腦。

在天氣晴朗的日子裡，之所以沒運動也會覺得疲累，就是跟眼睛照射到紫外線有關。

此外，眼睛只要照射到紫外線，
大腦就會發出指令：「製造黑色素*！」
皮膚就會變黑。

一年中，紫外線的高峰在五月到七月左右，
一天中則是早上十點到下午兩點左右。

尋找適合自己的太陽眼鏡，
作為既時尚又能解決眼睛照射到紫外線的方法，
這點非常重要。

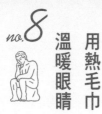

no.8 用熱毛巾溫暖眼睛

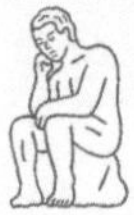

「眼睛好累～」

因為工作或唸書而持續盯著電腦看，
休息時間或在捷運上都在看手機……
不管如何，**眼睛**都容易**疲勞不堪**。

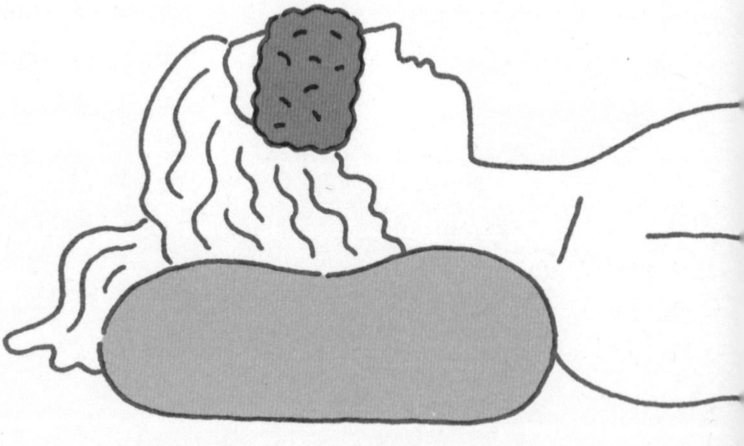

一旦累積疲累，就會發展成**眼睛疲勞**，
所以不可以輕忽。

有戴隱形眼鏡的人，
或是覺得眼睛乾澀的人，更需要注意。

製作熱毛巾*，

冷卻到能敷在眼睛上的溫度，再覆蓋至兩眼皮上。
漸漸傳來的溫熱能消除疲勞。

慢慢溫暖雙眼，消除疲勞吧？

＊製作熱毛巾的方法
用水淋濕毛巾，確實擰乾後，放入微波爐裡加熱一分鐘左右。注意不要被燙傷。

no.9

邊看電視
邊動動腳趾

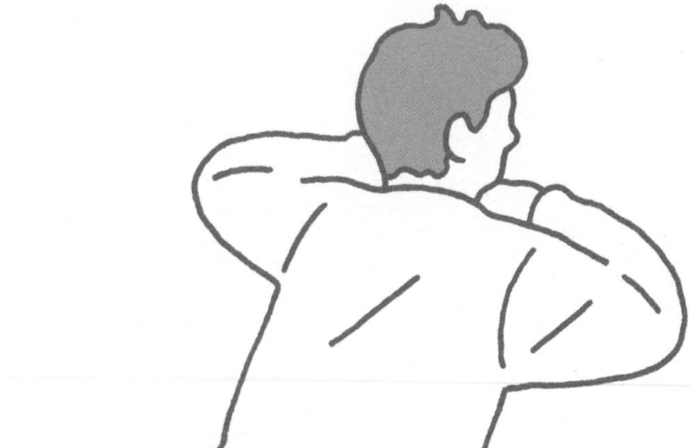

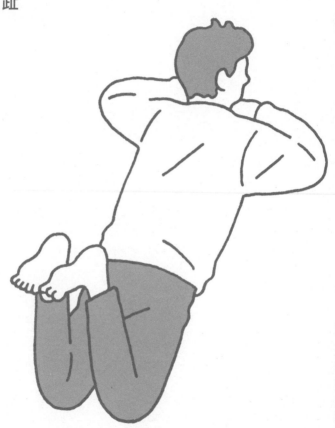

＊腳
被稱為「第二個心臟」，是很重要的部分。雙腳承載了我們全部的體重，若放著腳的疲勞不管，雙腳就無法有力的站著不倒，難以取得平衡，也會造成腰痛。

「轉動腳趾」、「伸展腳趾」、「腳趾猜拳」等，
這些**運動腳趾**的健康法都備受矚目。

平常，腳＊趾都縮在鞋裡。

轉動一根根腳趾，
如剪刀石頭布那樣展開、縮起，
就能強化下半身，變得不容易疲倦，
對身體有益。

看電視時就可以做，要不要馬上試著做做看？

no.10

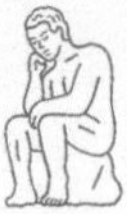

注意要「頭涼腳熱」

各位是否聽過「頭涼腳熱」這句話？

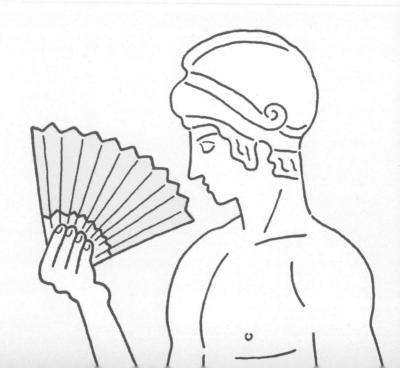

＊東洋醫學

是漢方與針灸等以東洋為起源的醫學。多指中國醫學以及日本的漢方醫學，與能即時速效治療特定症狀的西洋醫學相對，多以各自的體質為基礎來對應處理。

這句話是基於東洋醫學＊的觀念，

指的是頭部要涼、腳的部分要溫暖。

在東洋醫學中，虛冷被認為是導致身體不適，

或失眠的原因。

睡不著或覺得不舒服時，

試著保持頭部周圍通風，使其涼爽，

並溫暖雙腳。

例如，可以進入浴缸好好泡個澡，

溫暖下半身，或是洗好澡後，

用團扇、折扇等輕輕搧風吹臉以降溫。

no.11

走不同的路回家

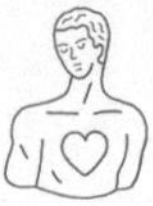

經常在走的路，
是能最快到達車站的路。

去幼稚園接送孩子時，
或急著要去超市購物時，會走最快能到的路，
這是理所當然的。

可是，在「心好累……」、
「心情憂鬱」的日子裡，
要不要試著走走不一樣的路線呢？

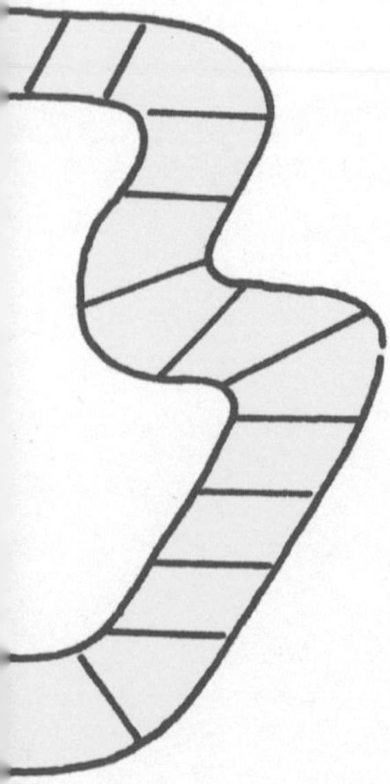

吹著舒爽微風的日子、
夕陽或月亮很美麗的日子裡更要如此，

在心靈疲憊之際，
才要稍微繞點遠路。

這樣就能看見與以往不同的景色，
或是聽見不一樣的聲音、聞到不知名的味道。

或許這些細微的不同之處正能提振我們的精神。

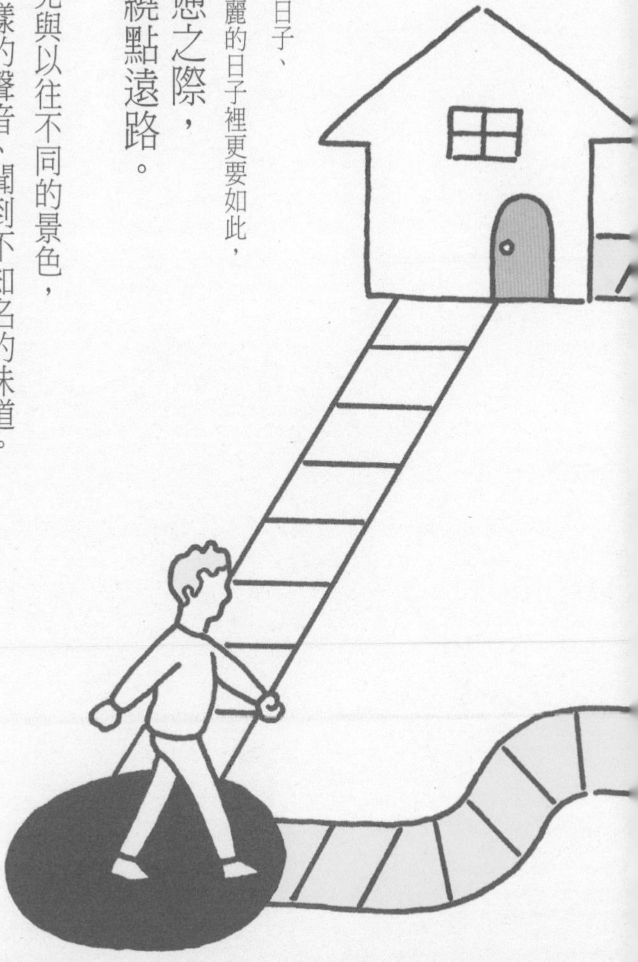

no.12 稱讚家人、朋友與同事

「今天的毛衣好漂亮！」

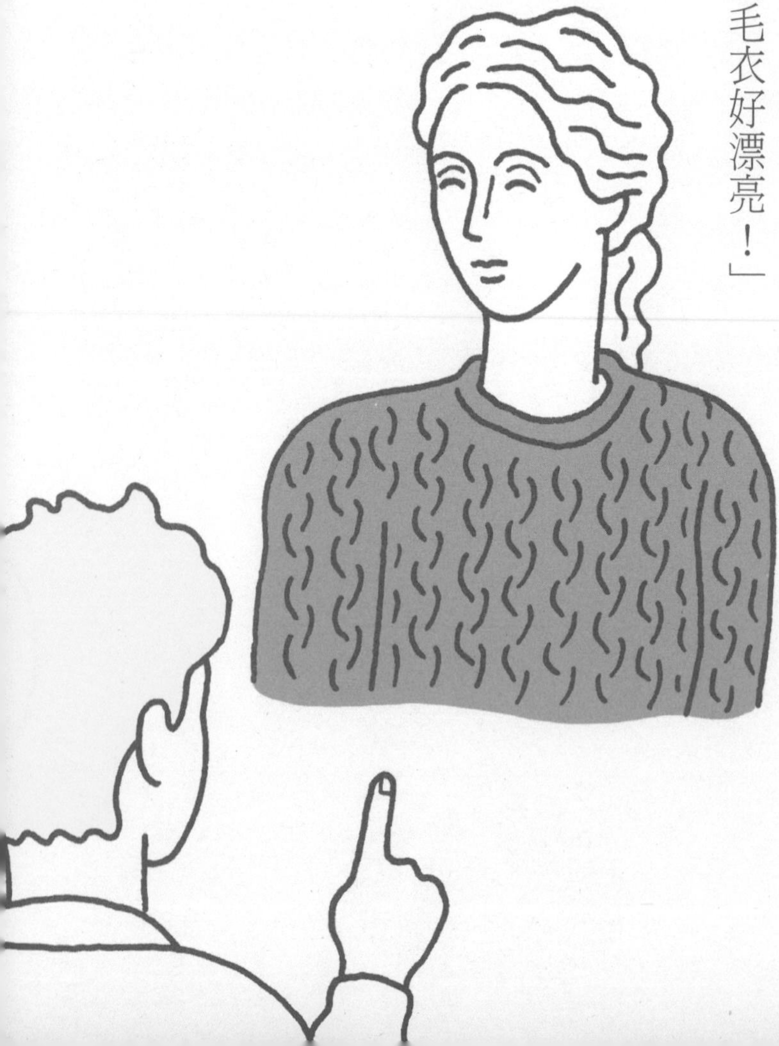

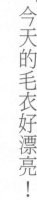

早上，和隔壁桌的同事說了這句話後，
就能帶著好心情開始工作。

這對對方來說也是一樣的。
「你的桌子總是很整齊呢。」
「電話的應答讓人感覺很好呢。」
「你每天都自己做便當，好厲害喔！」等等。

就算是小事也可以，
試著在注意到時出口稱讚吧。
彼此的心情應該都會變好，
也能減少無謂的心情疲勞。

no.13 一天笑一次

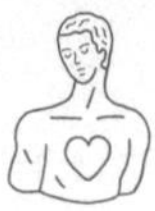

雖然沮喪，

但開心一笑，就會舒暢無比！

我想，大家應該都有過這樣的經驗。

只要笑，副交感神經就會居於優位，
緊張的心情、緊張的大腦與身體
都會弛緩下來，放輕鬆。

而且笑會運動到全身，
血液循環會變好，免疫力會提升，
也有專門研究「笑」所帶來的健康效果。

今晚看電視時，比起看連續劇，試著來看搞笑節目吧！

no.14 主動打招呼

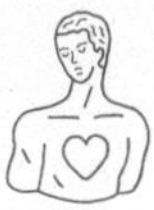

不太擅長誇獎人，
實在難以做到……對於這類人，
建議可以先從**打招呼**開始。

別一臉憂鬱地小聲囁嚅，
試著開朗、明確地，
說：「早安！」

只要自己主動打招呼，
莫名就會覺得舒暢，心情上也會變積極。
最重要的是，想做就能立刻做到喔！

no.15

別忍耐，開冷氣吧

近年來，異常酷熱的夏天已經是稀鬆平常。

難以入睡的夜晚會成為妨礙舒適睡眠、導致疲勞與夏日倦怠的一大原因。

若很熱、盜汗，使交感神經運作，就無法消除疲勞了。

＊室溫

因季節、環境、體質不同，每個人覺得舒適的室溫也不同。但一般舒適的氣溫是，夏天為室溫在二五℃～二八℃，濕度為四五％～六〇％；冬天則為室溫在一八℃～二二℃，濕度為五五％～六五％。

因此，把室溫*控制在
不會流汗的程度很重要。

現在，有人說，
把冷氣一直開著到半夜比較好。
請巧妙使用冷氣，舒適地睡到早上，
不要讓疲憊殘留到隔天。

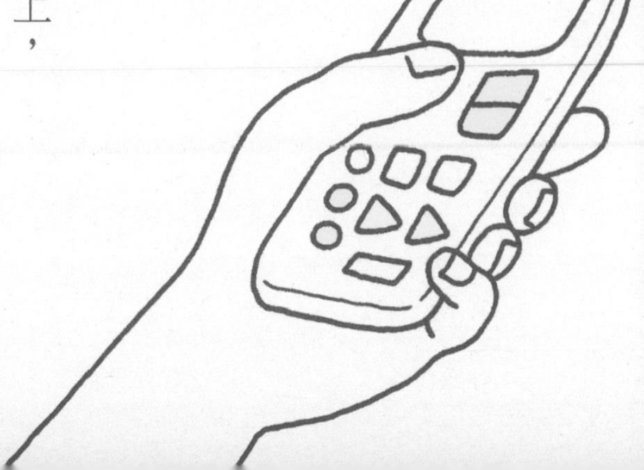

no.16 用黃綠色蔬菜抗老

難以消除眼睛疲勞、眼睛容易疲勞的人，原因或許是出在

眼睛的老化。

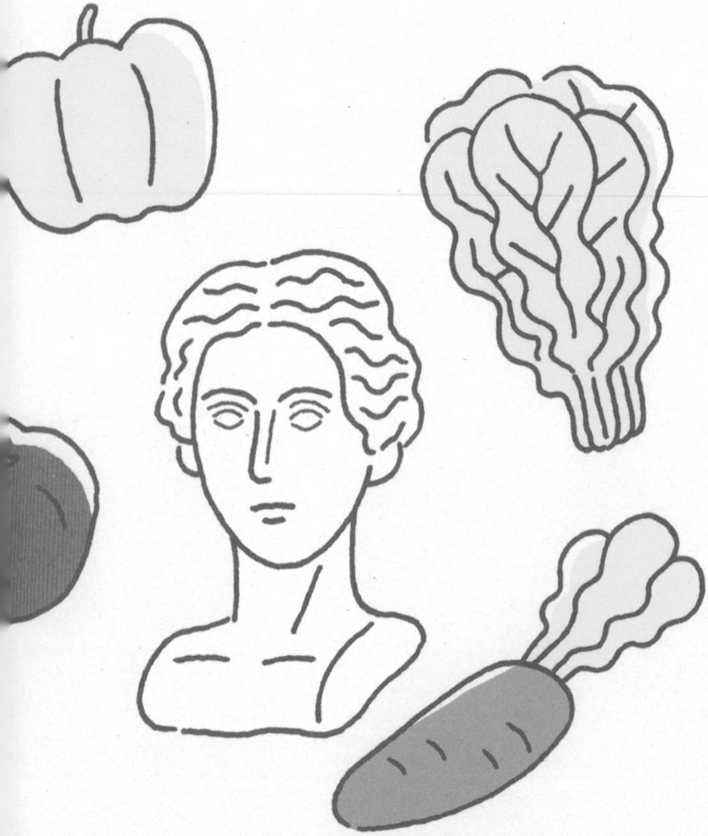

葉黃素*這種營養素，
因有讓「眼睛重返年輕的成分」而備受注目。
對近視、老花眼、預防眼部疾病都很有用，
富含於**波菜、南瓜、胡蘿蔔、**
番茄等黃綠色蔬菜中。

可以配合著一起服用的，還有花青素和維生素。
誠如大家所熟知的，花青素多含於
藍莓、紫蘇、黑芝麻等食物中。

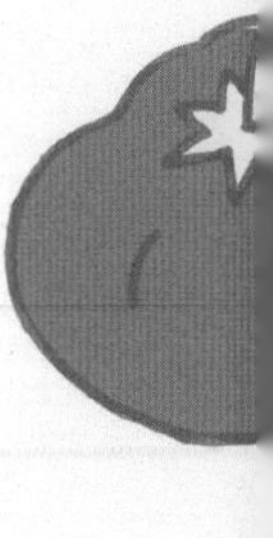

＊葉黃素
能確實改善眼睛的視力，幫助看清事物。葉黃素會因為老化而減少，眼睛看不清楚的人，或許是因為眼睛老化了。

no.17 休假日稍微晚點起床

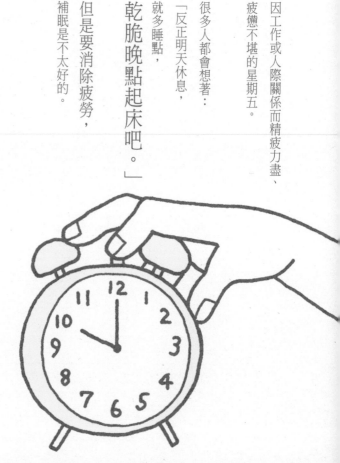

因工作或人際關係而精疲力盡、
疲憊不堪的星期五。

很多人都會想著：
「反正明天休息，
就多睡點，
乾脆晚點起床吧。」

但是要消除疲勞，
補眠是不太好的。

＊生理時鐘
晝夜節律是配合著地球自轉所形成的一天二十四小時的週期，打造出這個週期的是存在於大腦中的生理時鐘，亦稱為生物時鐘。

我們的體內設有生理時鐘＊，
每天都在固定時間內起床，
身體會比較能順暢地運作，
所以休假日時最好也能過著規律的生活。

但是，睡眠不足的情況一旦加重，
就會變成「睡眠負債」，成為生病的原因。
每天睡眠時間短的人，
必須在休假日時解決睡眠不足的問題。

當然，睡一整天的極端式補眠並不好，
試著比平日稍微晚一點起床、並睡午覺吧。

no.18

睡足七小時

「為什麼年輕時可以睡那麼多呢？」

會有這樣的感受也是理所當然。

十幾歲到二十幾歲時可以熟睡八小時，

但隨著之後的年齡漸增，

就會一點一滴減少必要的睡眠時間*。

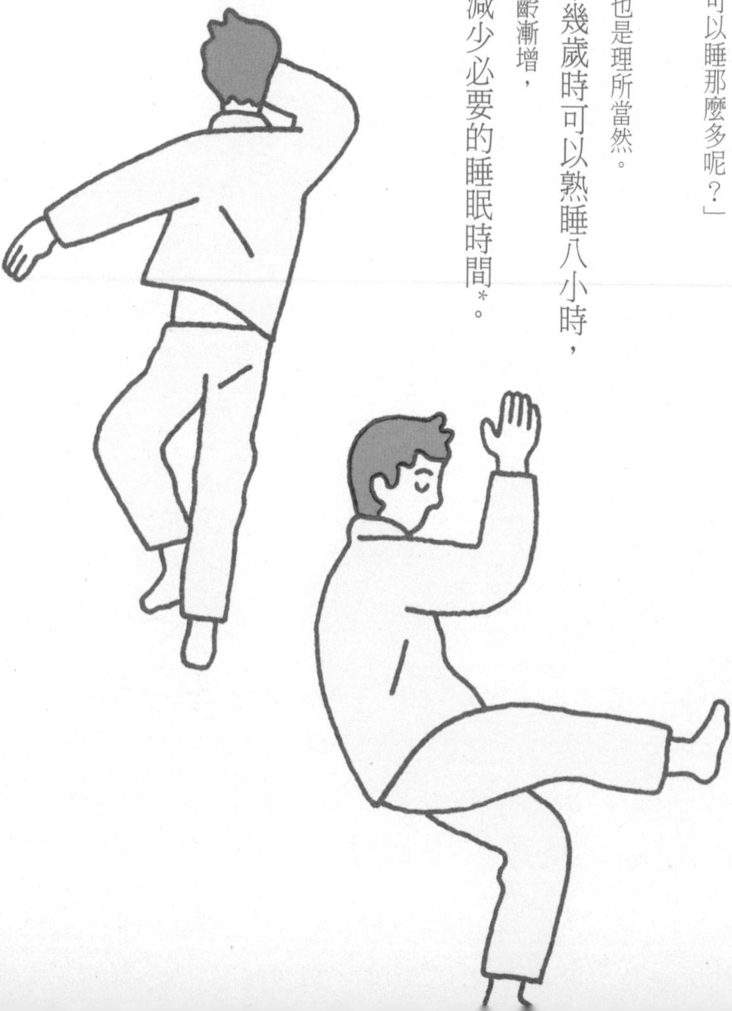

＊睡眠時間

重複著快速動眼期與非快速動眼期的睡眠節奏，一次約一小時半。重複這樣的過程四到五次後，就能獲得熟睡感。也有人因體質緣故，睡眠較深、睡眠時間較少，但若本來是需要較長睡眠時間，卻只能短時間熟睡的人就要注意了。

有資料顯示，六十幾歲時，
能睡六小時半就很好了。

除了年齡差，還有個人的差異，所以無法一概而論，
但極端的睡眠不足會導致疲勞，
以及其他如肥胖、生活習慣病、
記憶力低下等不適症狀，要注意。

盡量固定就寢時間與起床時間，
試著留心，睡七個小時吧。

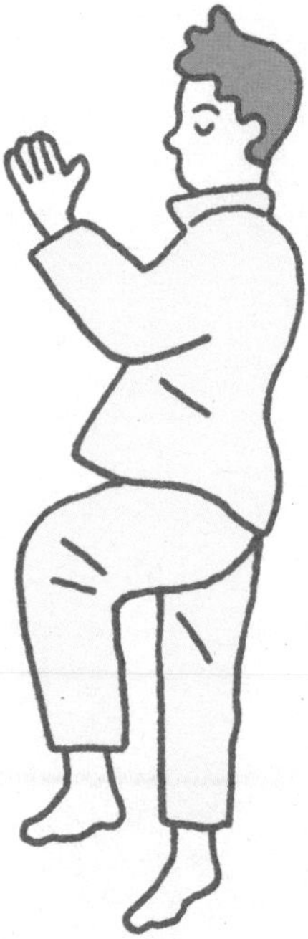

*no.*19

按摩小腿，提升代謝！

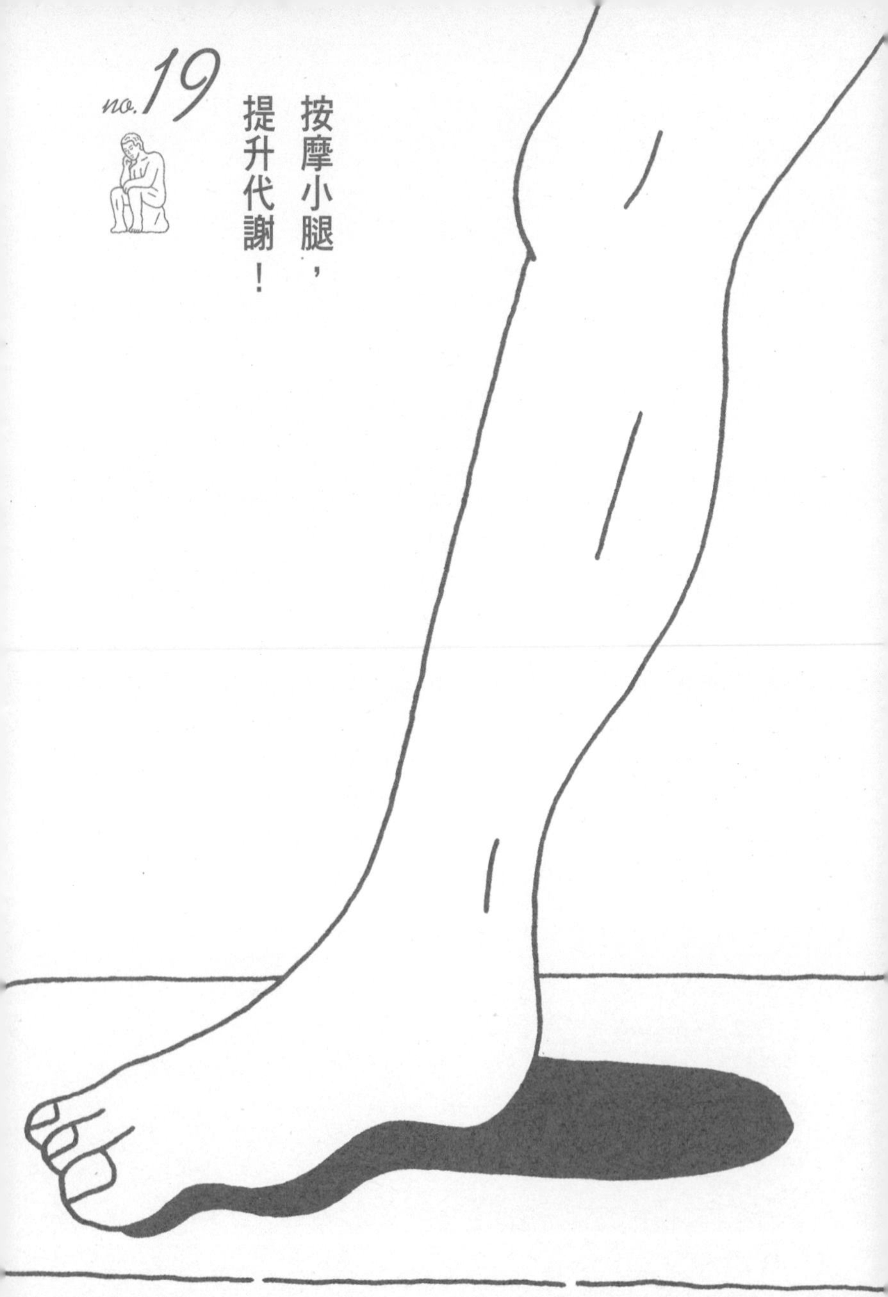

明明很累卻睡不著時，

腳是否浮腫發酸，

或感覺發熱？

這時候不妨試試按摩

有「第二個心臟」之稱的小腿*。

用手或市售的按摩器具，

揉鬆小腿後，血液流動會變好，

也能改善僵硬、水腫、發酸等。

邊看電視、邊滑手機時也能做，

且在入浴時試著這麼做，就會感到很舒暢！

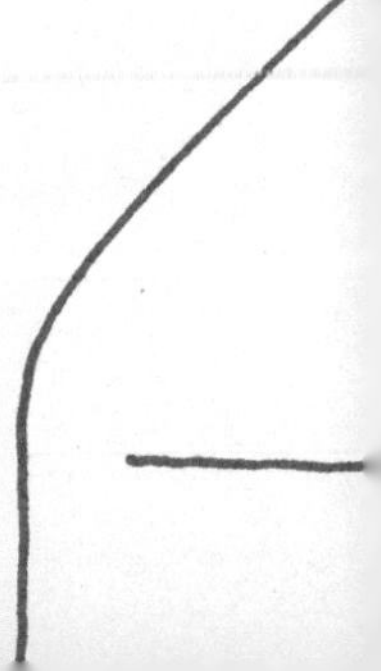

＊小腿

腳，尤其是小腿，被稱為「第二個心臟」。擔任著如幫浦的工作，將蓄積在下半身的血液送回至心臟。因此，若小腿的血液流動不佳，全身的血流也會變糟，代謝就會下降。

no.20 若在意打呼，就側睡

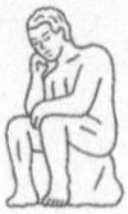

睡眠時間明明很夠，
但若感覺睡不夠、疲勞沒有消除，
原因可能出在打呼。
打呼不僅會成為慢性疲勞的原因，
也會引起
生活習慣病、
睡眠呼吸中止症*。

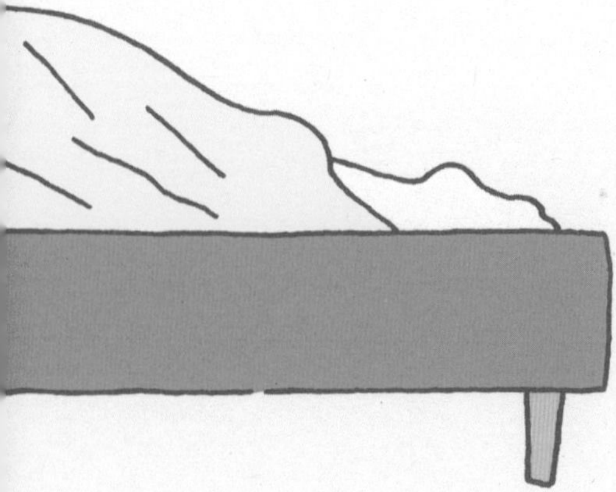

總之，一想到「自己會打呼……」，
就覺得很討厭呢。

介意的人，今晚起就開始「側睡」吧。
尤其是右側臥，
還能幫助消化。

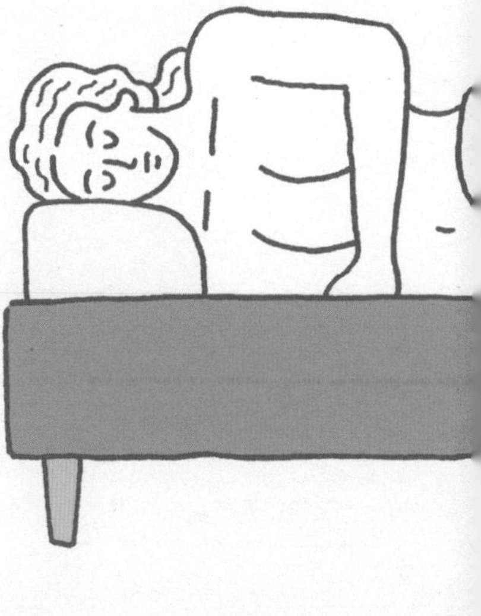

＊睡眠呼吸中止症
睡著時呼吸中止的疾病。氣管的空氣流動停止超過十秒以上的狀態，若一晚上有超過三十次，或是一小時有超過五次的人，或許就有睡眠呼吸中止症。也可以參考一下No.119。

no.21

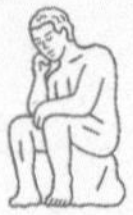

在朝陽中醒來

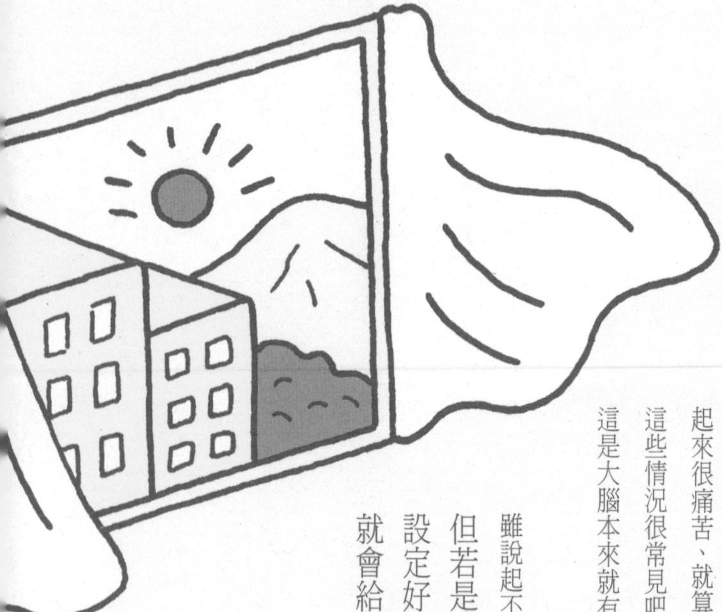

早上難以起床、
起來很痛苦、就算起來了也迷迷糊糊地發呆。
這些情況很常見吧？
這是大腦本來就有的習性。

雖說起不來，
但若是用了大音量的鬧鐘，
設定好起床時間，
就會給身心添加負擔。

要睡得好、清爽起床，
首先要**固定就寢與起床的時間。**
睡眠時間確保七到八小時很重要，
起來時也可以試試用**「亮光」**喚醒自己而非聲音。
不要突然刺激交感神經，要讓心跳數與血壓緩緩上升，
身體就能舒適地活動起來。

房間雖有不同，但稍微拉開一點靠近床附近的窗簾睡覺，
讓從那裡**射入的朝陽**喚醒自己吧。
擔心不知道自己起不起得來的人，要不要試著從休假日開始進行看看？

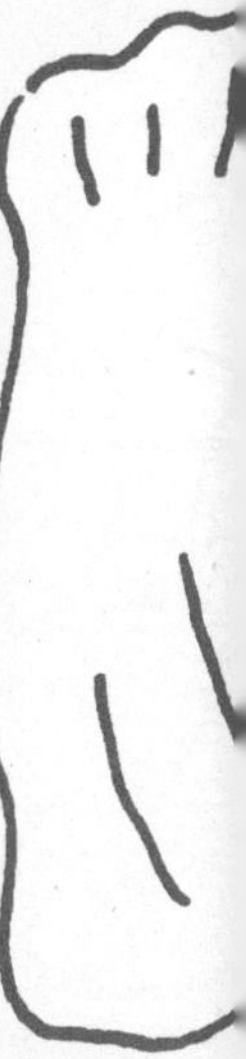

no.22

多吃雞胸肉

一般人都說，雞胸肉
「脂肪少，
建議在想瘦身時食用」。

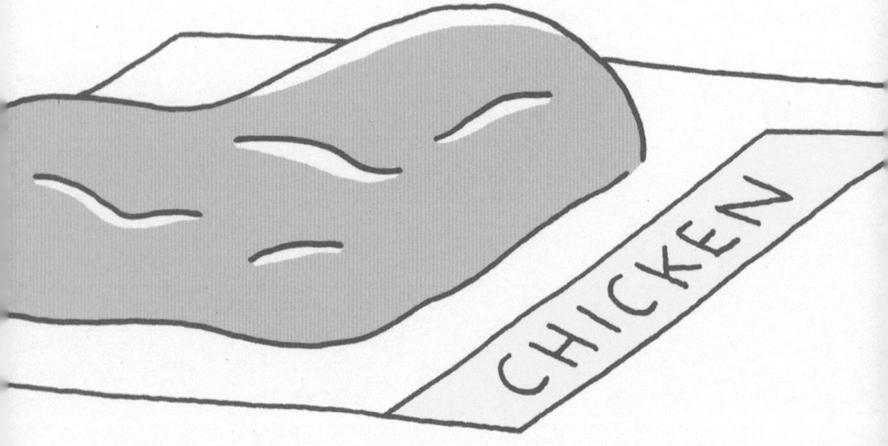

*含組氨酸的二肽（Imidazole dipeptides）是兩種胺基酸的結合物質，有高抗氧化力。一百克的雞胸肉裡約含有兩百毫克。每天持續攝取是最理想的。

最近，除了瘦身效果，
恢復精神的效果也備受注目。

這個祕密就是「含組氨酸的二肽」*這個成分。
這成分多含於屬於肌肉部分的雞胸肉中，
只要在飲食中多攝取，

就能快速消除疲勞！

雖然處理起來很麻煩，但只要在超商或超市購買
蒸煮雞胸肉的雞胸肉沙拉，隨時都能簡單吃到。

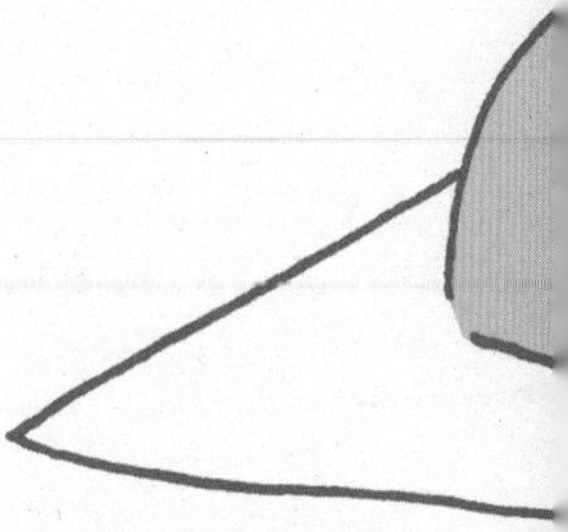

no.23 吃壽司時選鮪魚

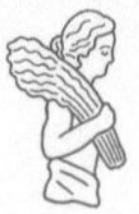

在有助消除疲勞的食物上，若肉類推薦的是雞胸肉，

魚類推薦的就是鮪魚。

鮪魚屬於迴游魚類，

含有「甲肌肽*」（anserine），

這種成分有助減輕疲勞。

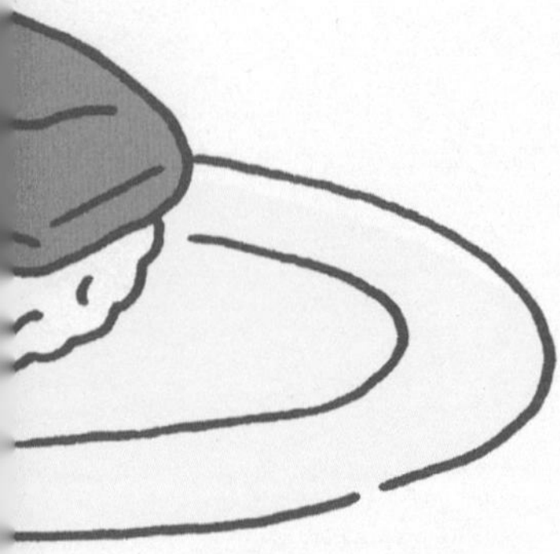

＊甲肌肽
是兩種胺基酸的結合體，多存在於動物的肌肉中。鮪魚、鰹魚、鮭魚、雞肉等中含量豐富，有各種機能，包括抗疲勞效果、降血壓作用等。

所以，鮪魚
才能在廣闊的大海中遨遊呢。

吃壽司也很好，
但更推薦的吃法是**山藥泥鮪魚。**
山藥也有消除疲勞的效果，
因為含有黏蛋白，效力倍增！

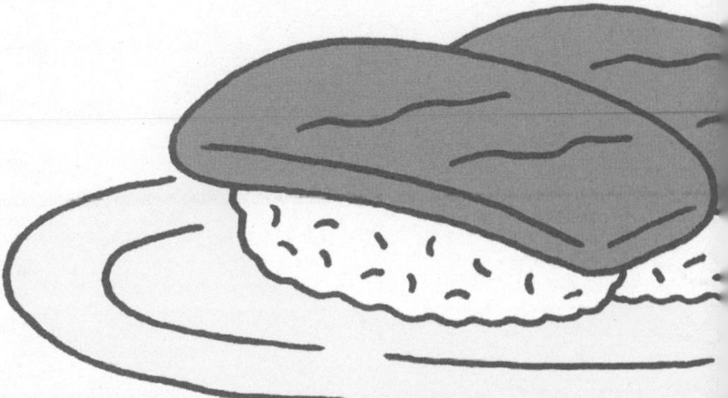

no.24

飲品喝
有加檸檬的

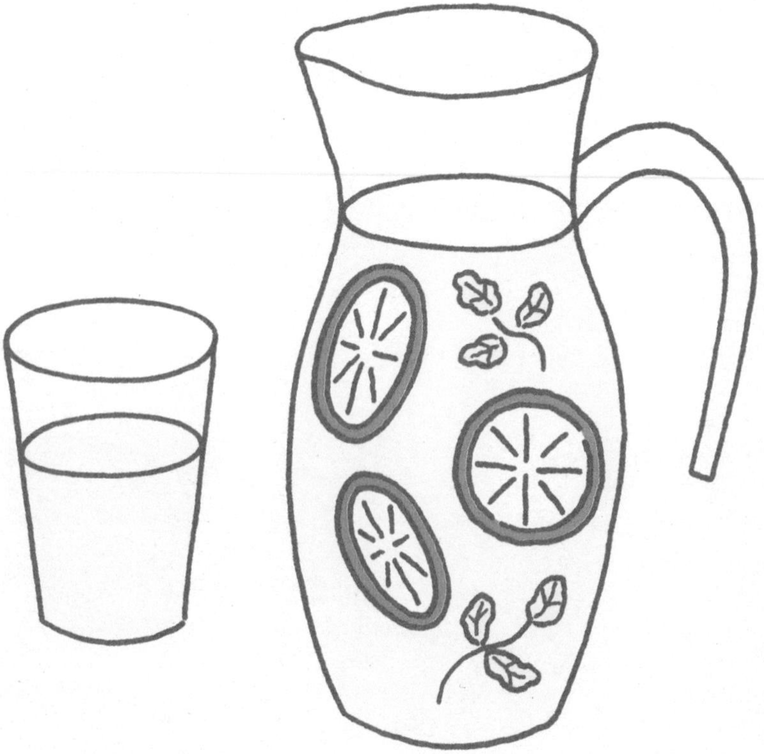

適合疲憊時吃的東西有醋、梅乾、柑橘類等。
酸味的根本是檸檬酸，
以有著消除疲勞的效果而廣為人知。
其中的檸檬，不僅含有檸檬酸，還有大量的維生素C。
維生素C有美容、預防感冒的效果，
此外，也有提高抗壓力的效用。
把檸檬汁加入平時飲用的水中做成檸檬水，
或是把檸檬榨汁，加入紅茶以及酒中，
一點一滴增加攝取檸檬的機會，以消除壓力與疲憊吧！

no.25

用認知療法改變想法

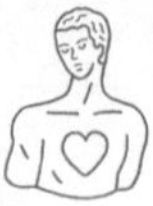

「工作做不好」、「所有事都不順利」。
工作上有失誤，或是私事上出現問題時，
所有人都會悶悶不樂地陷入沉思吧。
可是，若自我否定「我不行」，
心靈就會不安定，並且累積壓力。

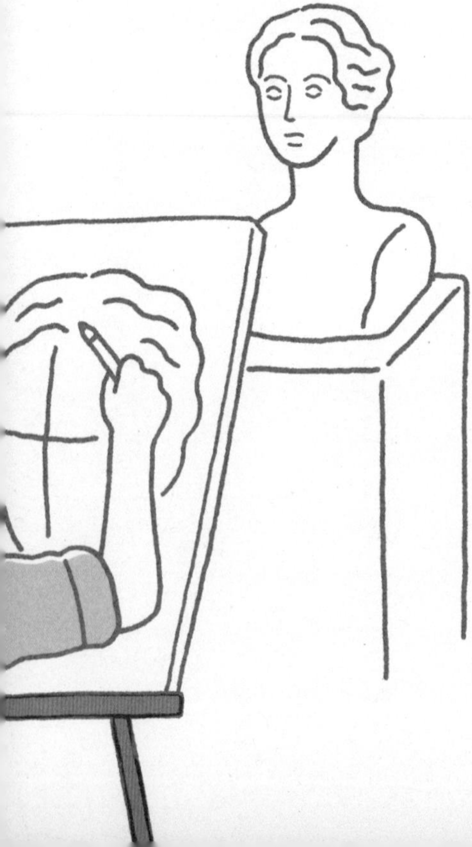

這時候，就**改變慣有的想法吧。**

認知療法＊是能改變事物認知的治療法。

方法很簡單，針對某件事，
首先寫出自己慣常看待的方式以及情緒，
接著寫出**普遍的看法**，試著與自己的想法做比較。

透過改變觀點，客觀地思考事情，
就能冷靜思考，**減輕自我否定感。**

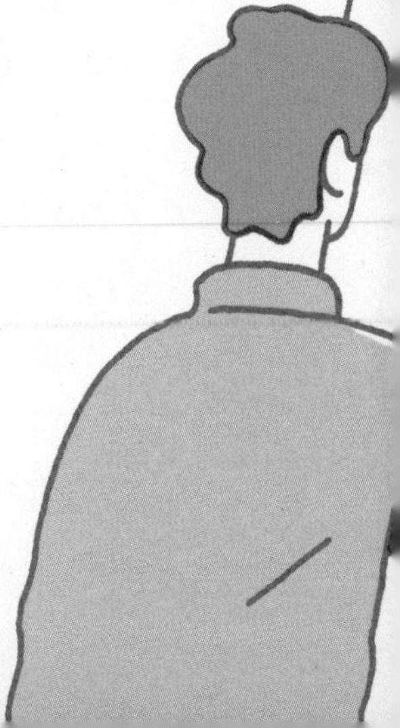

＊認知療法
心理療法的一種。以成長過程中形成的觀念與想法為主，透過修正認知上的扭曲來改善症狀。

no.26 試著戒咖啡

覺得「疲憊」的時候，
應該很多人都習慣
來個咖啡時間吧。

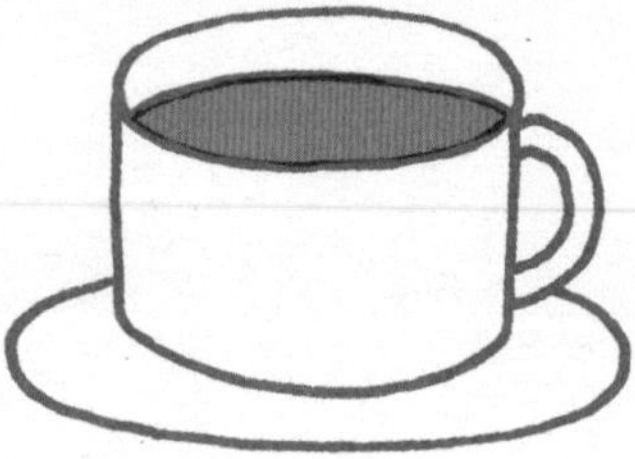

咖啡中所含的咖啡因*有覺醒作用，
而且也有香氣與苦味的來源——綠原酸這個成分，
有能療癒疲憊的效果。
可是若一直喝咖啡，也會反胃……
近年來，也有因攝取過多咖啡或含咖啡因能量飲料
而導致咖啡因中毒的疑慮。

因此，要不要改喝茉莉花茶或
南非國寶茶
來取代咖啡呢？
這些茶葉所含咖啡因都比較少，
不會對腸胃造成負擔，也能提振精神喔。

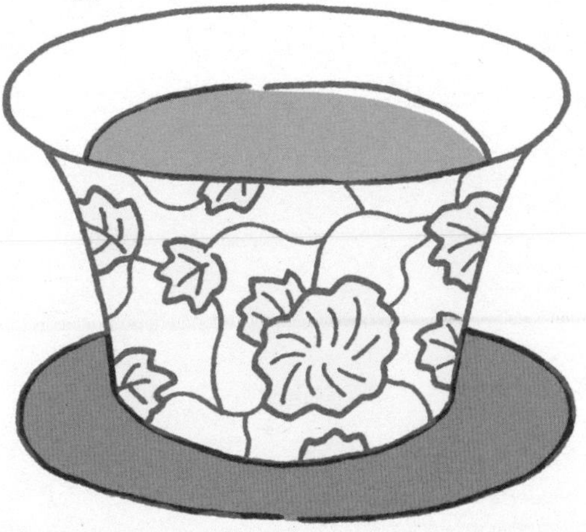

＊咖啡因

因為有興奮作用，有很多人都會用來抵擋睡意。在利尿作用以及使自律神經作用方面上的效果也很好。令人想不到的是，比起咖啡，玉露的咖啡因含量更多。紅茶中的含量也很豐富。

註：玉露，一種高級綠茶。

no.27

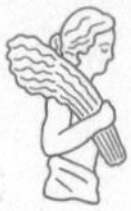

睡前兩小時吃完晚餐

「睡前不要吃東西」。

這是減肥的鐵則，

對於消除疲勞，不把疲憊留到第二天也很重要。

大家是否有想過，人體把吃的食物消化完，

要花費多少時間呢？

吃到胃裡的食物要花三～四小時消化，

到排泄出來為止，要花一～兩天。

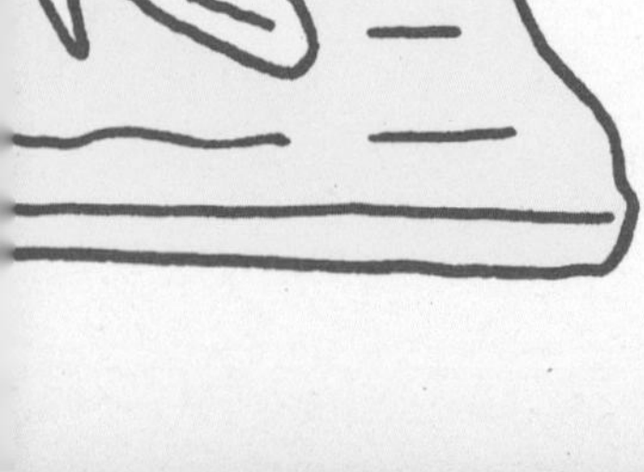

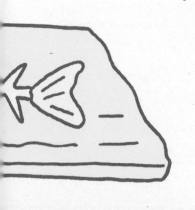

若吃完飯就立刻躺上床去，
就會在食物還未消化完的狀態下
準備睡覺。

這樣不僅難以入睡，
隔天胃也會因不消化而不舒服，
延長疲累感……

最晚至少要在睡前二～三個小時
吃完晚餐，也要忍耐不吃宵夜！

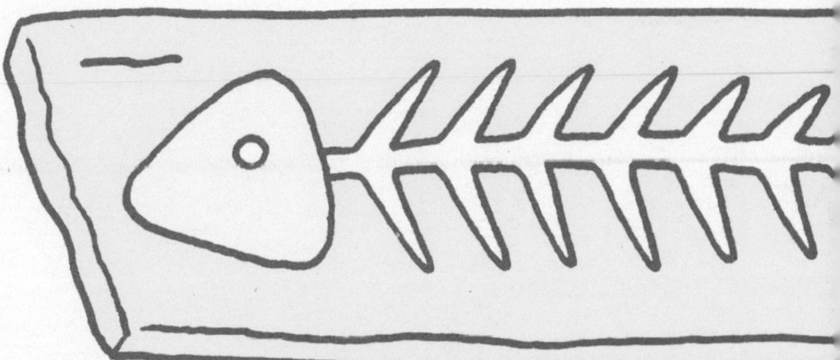

no.28 試著減少主食

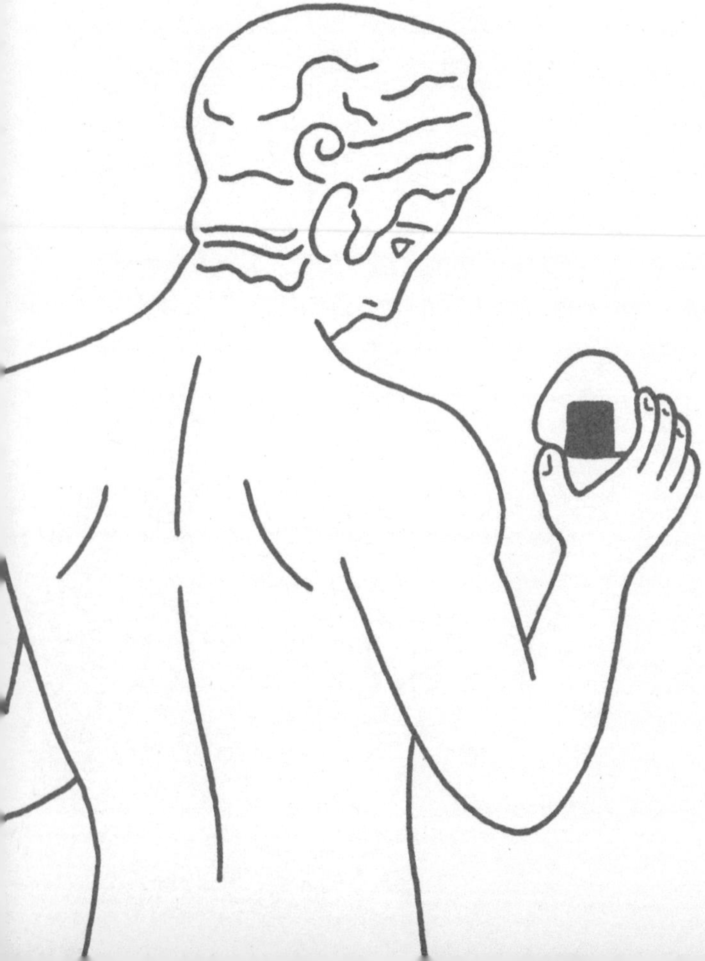

「斷糖*」現正成為風潮。

攝取糖分過多會導致肥胖或不適，因此有很多人都會留意，不要攝取過多主食或甜食。

之所以說糖分是導致易胖的原因在於，血液中的糖分量若瞬間增加，血糖值就會大幅波動，而這也會導致疲勞。

津津有味地吃完飯後，若感受到「身體好沉重喔」，最好調整一下主食的分量。

＊斷糖
一種極受歡迎的減肥法，透過控制攝取主食、糕點等碳水化合物來獲得減量效果。要留意，不要以自己的方式做出極端的斷糖。重要的是，要用蛋白質來補充減去的糖類分量。

no.29

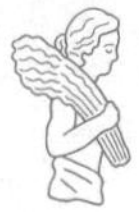

想鬆口氣時就喝綠茶

綠茶香和熱氣一起裊裊上升。
讓人很是放鬆。

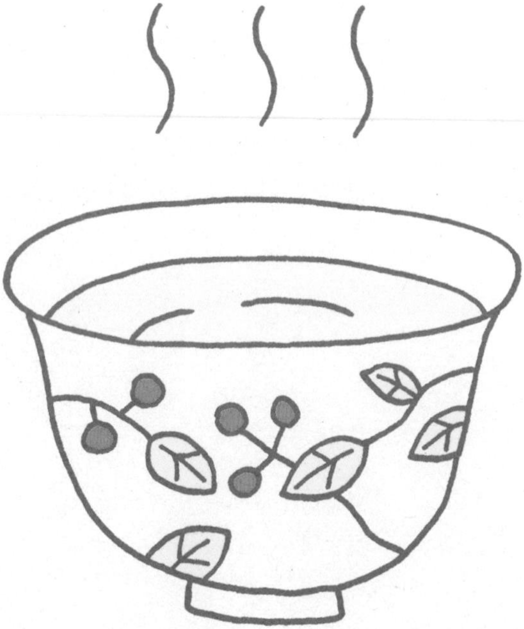

不僅如此，
綠茶回甘成分的茶胺酸，
也有療癒效果。

茶胺酸是胺基酸的一種，
這種成分有著安定精神的作用。
尤其在綠茶中的新茶與玉露中含量最多。

若是屬於高級茶的玉露，倒入六〇℃左右的溫水，
泡個兩分鐘左右再倒出，
就能引出回甘成分的茶胺酸，讓人放輕鬆。

no.30 零食 吃寒天

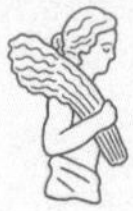

女性多有**便祕**的煩惱。

便祕會讓身體變得沉重發倦，心情也不好，是很麻煩的一件事。

便祕始終沒改善的狀態，
就稱為「腸疲勞」。

原因有各式各樣，包括吃太多、壓力、運動不足等，
但還要留意**膳食纖維攝取不足**。

除了**蔬菜**，可以試著關注一下同時含有能增加糞便體積的不溶性膳食纖維，以及能有效刺激腸道運動的可溶性膳食纖維，寒天*！

＊寒天的處理法

將寒天棒或寒天絲浸泡在水中，接著與相同分量的水一起入鍋，使其沸騰、融化，再於常溫下凝固。寒天粉不用浸泡就能使用。寒天即便在大熱天下也不會融化，是能方便使用的食材。

若把寒天做成零食，
就能輕鬆增加攝取膳食纖維的分量。

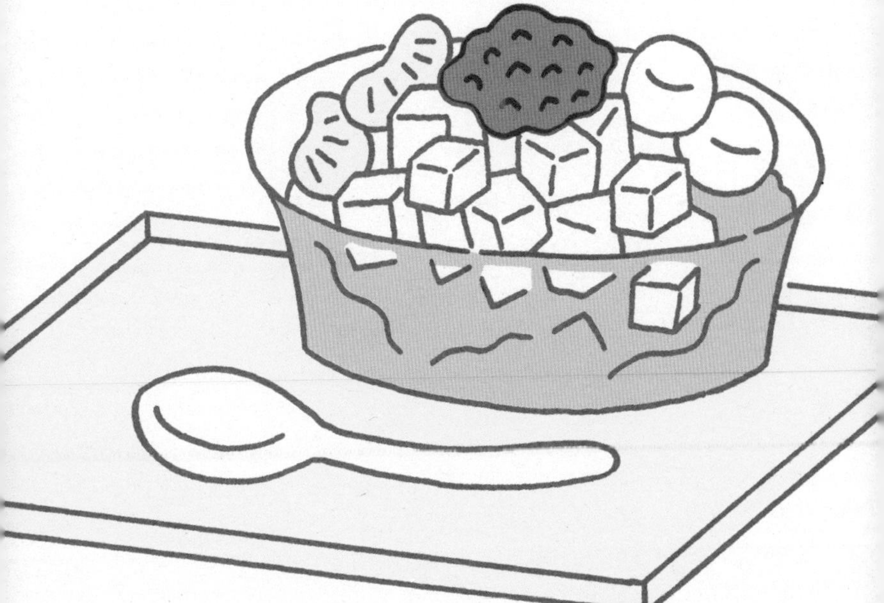

no.31

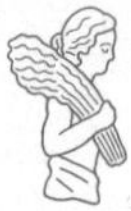

吃黑色食物

要不要把選取食物的標準設為

「黑的比白的好」呢？

例如，選用黑砂糖代替白糖、吃糙米代替白米、

吃黑麥麵包或全麥麵包代替白麵包。

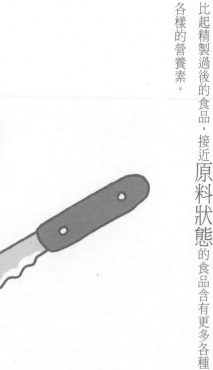

比起精製過後的食品，接近原料狀態的食品含有更多各種各樣的營養素。

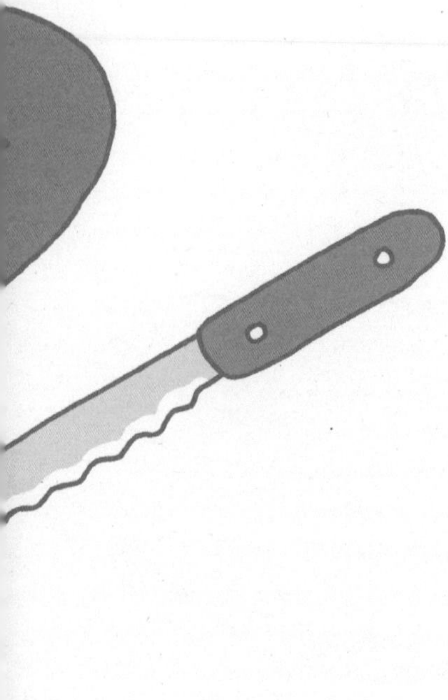

若是砂糖，精製度低的黑糖會比
白砂糖含有更豐富的維生素與礦物質。
未精製過的糙米也是，膳食纖維等
含量會比白米多，讓血糖值不容易上升。

只要盡量攝取各類營養素，
就能輕易攝取到有助消除疲勞的營養素。

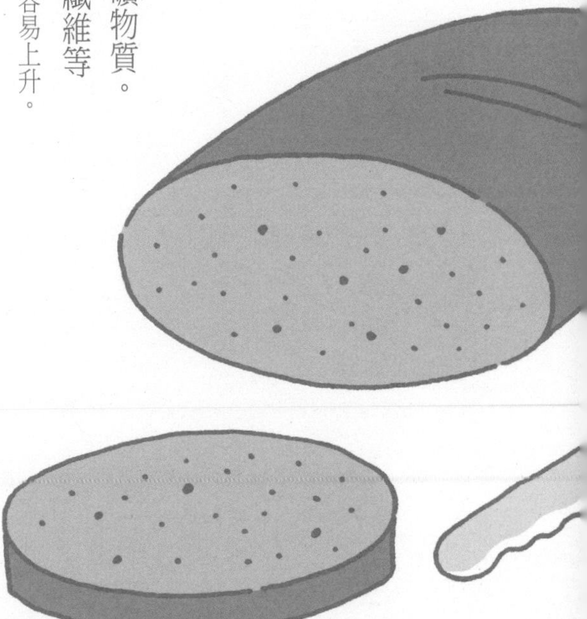

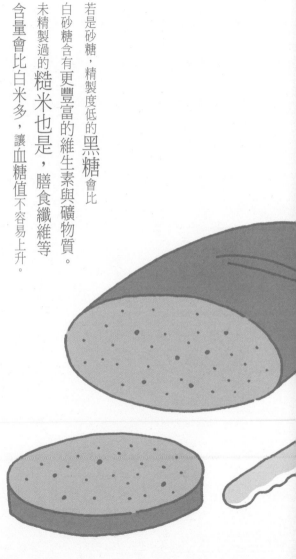

no.32 飯吃 八分飽

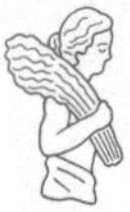

「吃飯八分飽」，這句話自古以來就經常這麼說，我們
也知道這樣做對身體很好，
但是雖想做，卻總是難以做到。

消化與自律神經有關，
若總是吃得過多，自律神經就會疲乏，
導致睡不好、
難以消除身體的疲憊。

就算無法立刻減少食量，
但烤肉可以少吃一塊，
飯也可以少吃一口。
要不要試著從這些事開始呢？

no.33 細嚼慢嚥

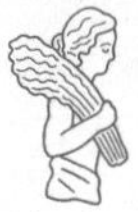

「特技是吃很快！」的人，是不是容易累呢？

只要細嚼慢嚥，
就能促進唾液分泌、有助消化，
也能減輕帶給腸胃的負擔。
此外，還有不太會變胖、預防蛀牙與牙周病等的好處。

與周遭人相比，若吃東西的速度比較快，
請試著每一口都**咀嚼三十次**吧。
加入有嚼勁的食材、蔬菜煮的硬一點，
或許就能好好咀嚼了。

no.34

整理辦公室的辦公桌

桌上的資料堆積如山，
抽屜也亂七八糟，
需要的時候卻找不到需要的東西！

在東找西找時，
反而把東西弄亂了……
找東西是在浪費時間，
而且也會讓人煩躁不安。

留心整理、整頓，
只要隨時保持桌子整齊，工作也會大有進展。
透過收拾整理，心情也能為之一變。

一下子就收乾淨會很累，
目標要不要設定在
「比隔壁桌更乾淨」就好？

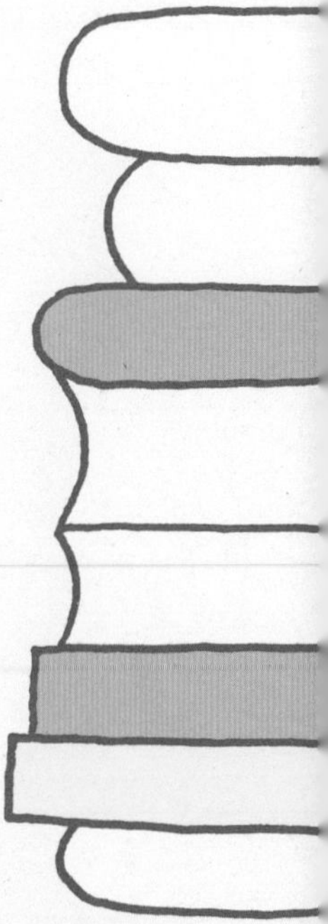

no.35

遠離電子產品

智慧型手機、平板、電腦等，
大家一天都會使用多長時間呢？

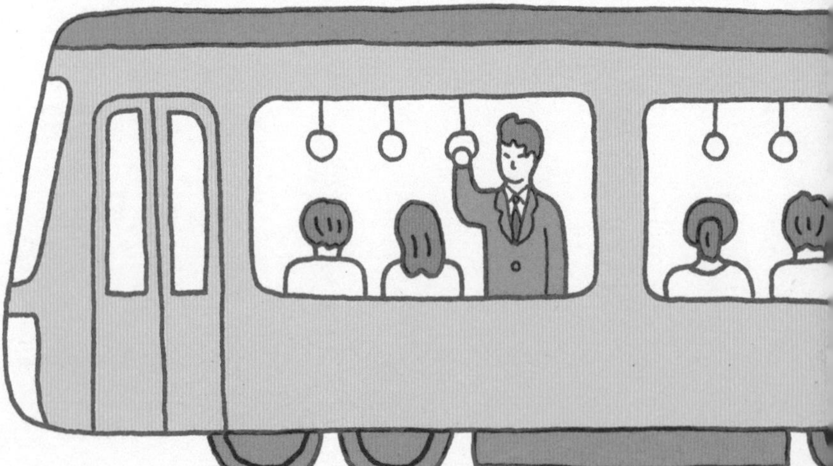

＊睡眠障礙
不僅是睡不著，還會有在白天非常想睡，以及睡眠節奏紊亂等各種症狀。生活環境與習慣、疲勞與壓力，導致疾病的原因是各式各樣的。

一定有很多人是
「沒注意時間，回過神來就拿在手中了」。
這些機器會放出多量的藍光（參照頁一二四），
除了會導致眼睛疲勞、肩頸僵硬，
也會擾亂晝夜節律（參照頁四十二），
引起睡眠障礙＊。

疲累時，
請試著刻意遠離電子產品，
像是「移動中不看手機」、
「睡前不使用電腦」等。

no.36

試著開始當朝活族

在開始上班、上學前，可以進行一些學習、或做自己有興趣的事，也就是「朝活」。

比起疲累、效率低落的晚上，早上比較能專注，

而且有幹勁，最重要的是，感覺很舒暢！

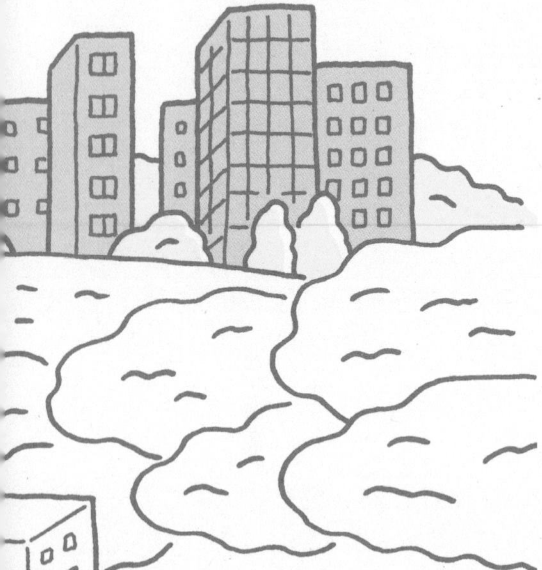

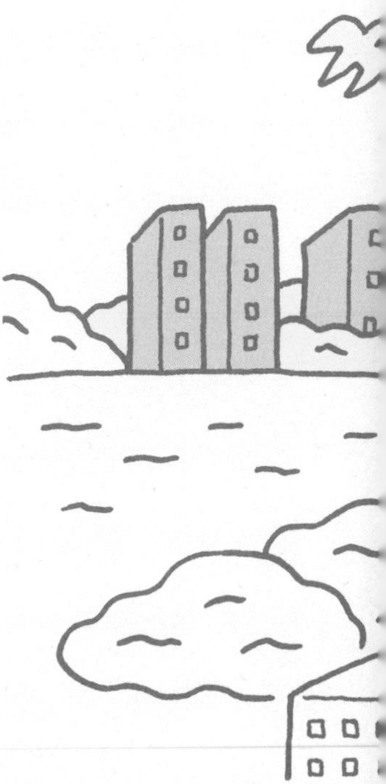

還沒這麼做過的人，
可以從散步、讀書、聽廣播的英文會話、
瑜珈、伸展等，
在家中或家附近就能輕鬆做到的事開始做起。

但若因為熱衷朝活，導致沒吃早餐、
匆匆忙忙準備去上班，這樣反而更累了。
訣竅就是先設定好結束的時間，
一到時間，就果斷停下。

no.37

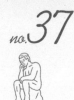

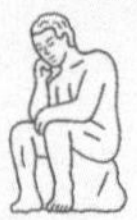

試著進行「繩子訓練」

若每天都被工作、家事追著跑，有時是否也會感到
「莫名疲憊」、「身體變得好僵硬」，
或是「也不是哪裡生病了，就是會覺得不舒服」？

這時候可以試試用一條繩子就能做的「繩子訓練」。
這方法很簡單，
只要將繩子圍成一圈**捲在身體上就好。**

例如，坐在椅子上時，將繩子完全捲上兩腳踝或膝蓋。
別讓繩子勒進肉中，
要讓兩腳踝或膝蓋中間稍微有點空隙。

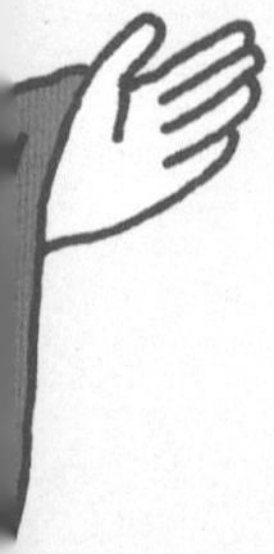

＊掛著束衣袖的帶子

穿和服時，為了不讓袖子成為阻礙，會用繩子捲起袖子。做法是將兩端打結，將做成環狀的繩子於圓中央扭轉成8字形，左右手各自穿過做好的兩個圓，將繩子交錯部分安置在背後，手臂穿過圓中，然後移到肩膀上。

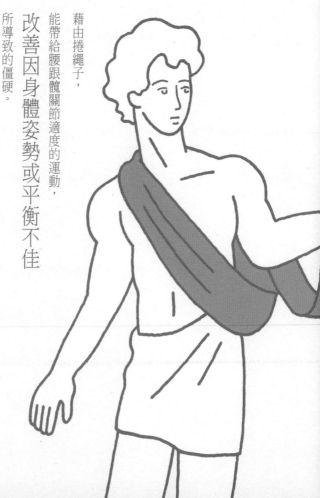

藉由捲繩子，
能帶給腰跟髖關節適度的運動，

改善因身體姿勢或平衡不佳

所導致的僵硬。
尤其推薦「掛著束衣袖的帶子」＊給多坐在辦公桌前工作的人。

no.38

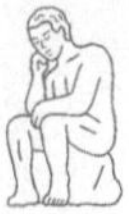

每天檢查基礎體溫

每天都為工作、家事、育兒而感到疲累。

為了知道自己有多累、
今天身體狀況如何，
清楚了解自己的身體很重要。

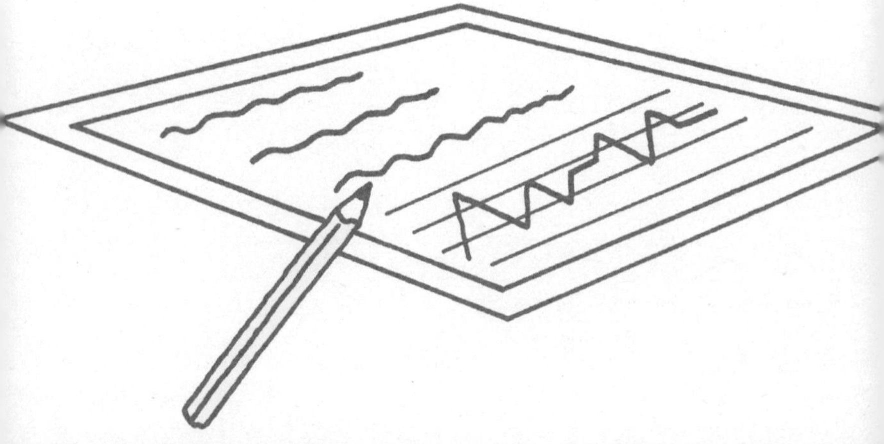

*基礎體溫
若是處在沒有引起體溫上升原因的狀態下，身體僅以最小限度能量活動時的體溫。有分正常排卵時的高溫期與無排卵時的低溫期。

記錄下肌膚的狀況、體重、排便狀況、心情狀態等。
尤其女性最好也可以記錄下基礎體溫*。

把基礎體溫計放在枕邊，
早上醒來時，在仍躺著的狀態下立刻量體溫。
測量的位置是在舌頭下方。
舌頭的下方中央有條筋，就把體溫計放在那裡吧。
測量結束後，就確認並記錄體溫。

除了可以依據體溫了解生理週期與排卵的時期，
也有助於知道身體不適的原因。

no.39 一天吃一次 發酵食品

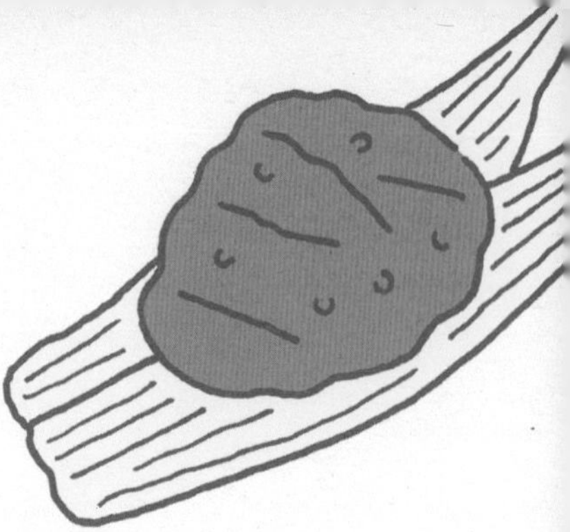

希望大家能進行「腸活」，
以消除疲勞、休整身體。
在這幾年間，經常會聽到這種說法。

腸活就是增加腸內細菌中，
對我們身體有好處的益菌，
以改善腸內環境。

而這些益菌
就稱為「益生菌」*。

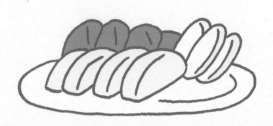

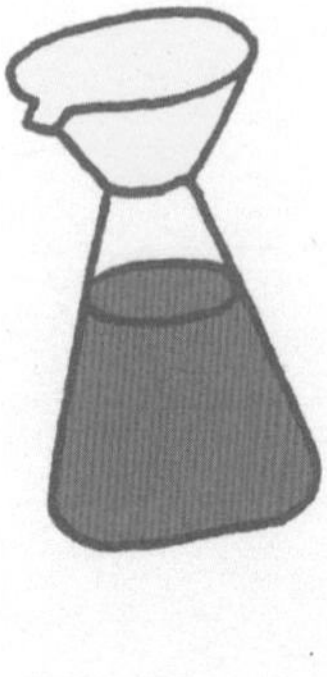

要攝取益生菌，
就要留心去吃**發酵食品**。

優格、起司、納豆、味噌、醬油、米糠醃菜、泡菜等都含有乳酸菌、雙叉乳酸桿菌、酵母菌等益菌。

益菌在三到四天就會被排出，
所以重點在於要持續每天吃。
可以搭配數種類一起吃，而不是只吃一種。

＊益生菌
對身體有好處的益菌、微生物，稱之為益生菌。而一起均衡攝取益菌與益菌的食物營養源（益生質）就稱為共生質，目前正備受矚目。

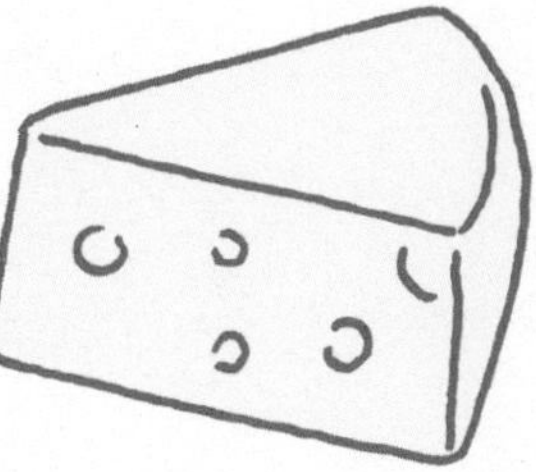

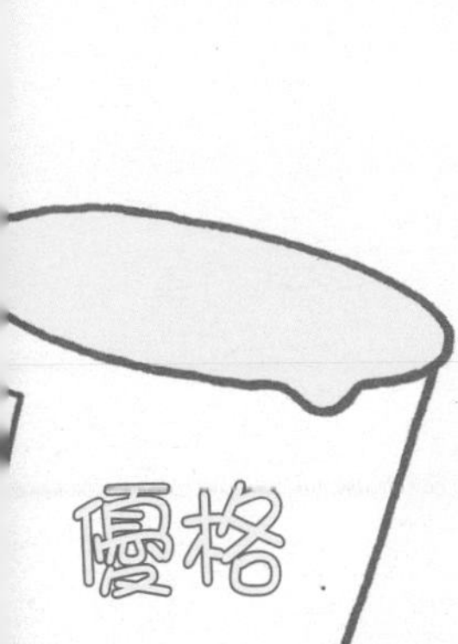

no.40

試著種花或綠色植物

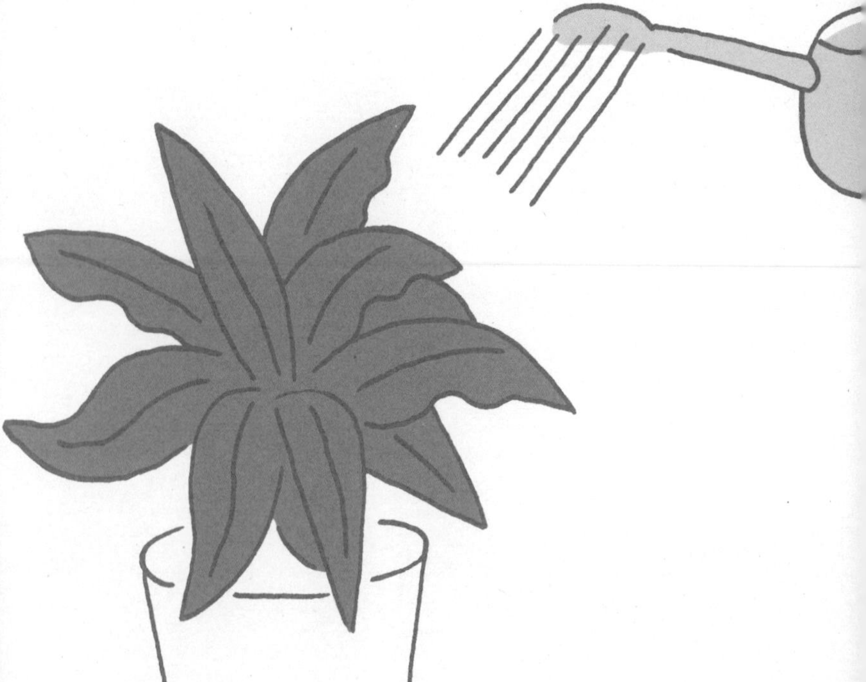

單是看著當季的花卉，心情就會很好。

觀葉植物有清淨空氣、放鬆、
舒緩眼睛疲勞等效果。

有報告指出，若辦公室內有植物，
在那裡工作的人的疲勞感就能獲得減輕。

從小盆的開始也可以，
試著在房間中放盆栽吧。
心靈就能放空休息，
觀察植物一點一滴長大的樣子也很有趣。

no.41

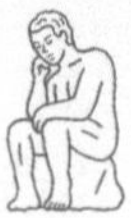

沐浴在晨光下，調整生理時鐘

「晝夜節律」，
這個詞或許大家聽不習慣，
但這也可以稱作生理時鐘（參照頁四十二）。

我們人體的機能是以約二十四小時為週期的
晝夜節律為基礎。
一旦紊亂，就容易引起睡眠障礙，
也可能累積疲勞或造成身體不適。

只要節律不亂就不會有問題，
但卻有一個難處……
一天有二十四小時，相對於此，
晝夜節律卻頂多是「大約二十四小時」，
每天都會一點一滴地產生出誤差。

該怎麼做才能**重整誤差**呢？
最迅速的方式就是**沐浴在朝陽下**。
太陽光有能調節誤差的力量。
每天早上起床後，就先去照一照朝陽，
生理時鐘就能自然而然運轉起來。

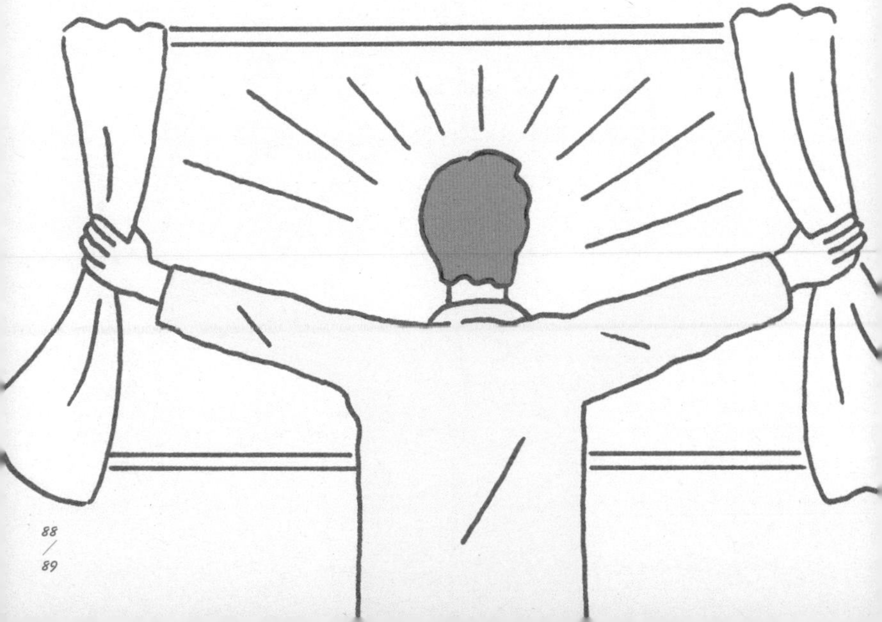

no.42

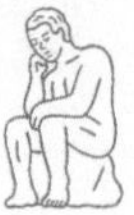

穿著觸感舒適的衣物

材質會扎人、
鬆緊帶或鈕釦等是否
稍微緊了些……？

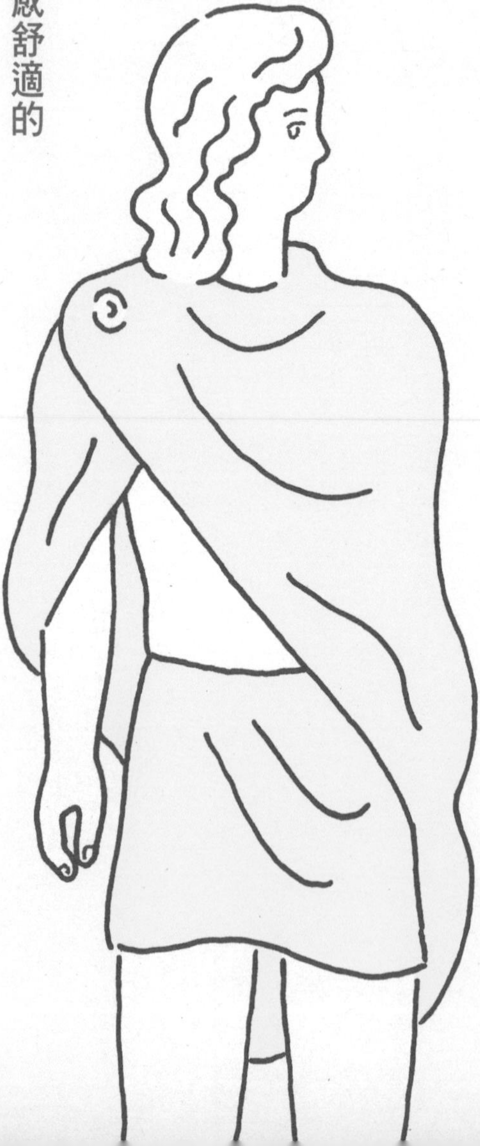

若穿著會對身體帶來負擔的衣服，
一整天都無法放輕鬆。
雖然總忍不住會以設計為主，
但要不累積疲累地度過一天，
優先要考量的就是穿著的舒適度。

可以不用拘泥於
百分之百絲質或棉質等天然材質，
選自己覺得舒適的就好。

穿睡衣時，
只要考慮到吸水性及透氣性佳的，
睡覺時也會很舒服！

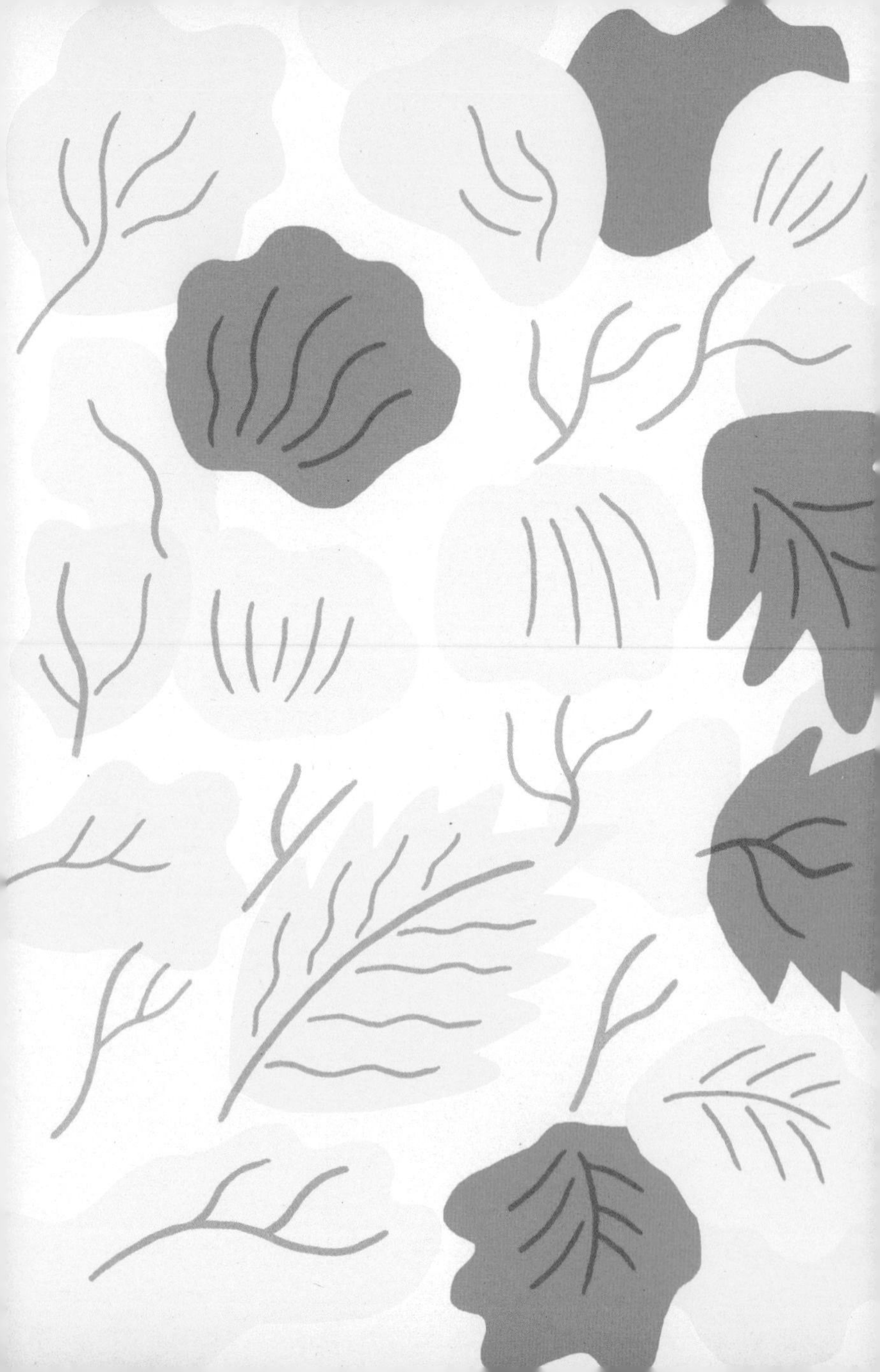

Level 2

今日疲憊不堪

正因為努力了一天，
才更要好好照顧
心靈與身體。

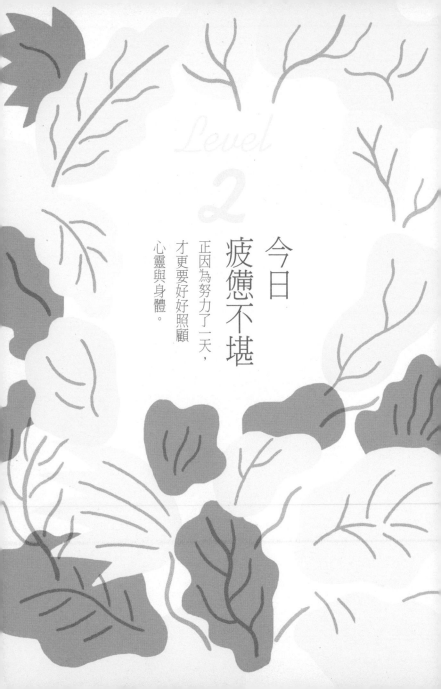

no.43

使用手邊按壓穴道的工具

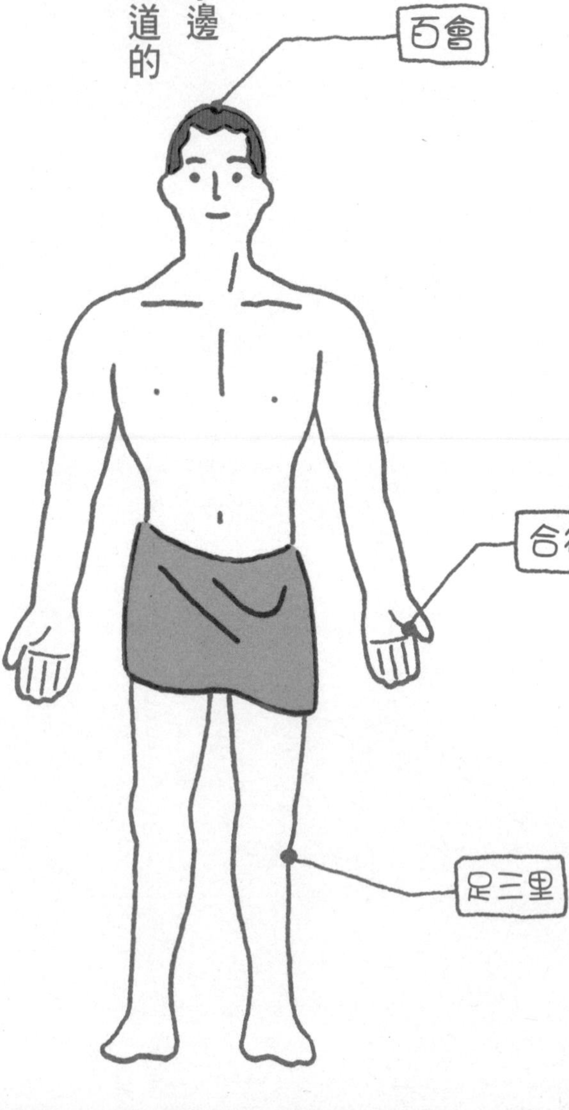

雖然想按摩，但要到週末才有時間……

這時候，就試著自己能做到的按壓穴道吧。

「百會」、「合谷」、「足三里」這三個穴道，

百會位在頭頂稍微有點凹陷處。

合谷位在手的大拇指與食指根部，像蹼那樣部分的正中間。

足三里位在膝蓋骨下方，突出骨頭略偏外側處。

這三個穴道與自律神經有關，能抑制交感神經運作，

讓副交感神經居於優位。

在百元商店也能買到按壓穴道的按摩棒，

請把它放在手邊吧。

一邊看電視、一邊和家人聊天時，就能簡單消除疲勞喔。

no.44

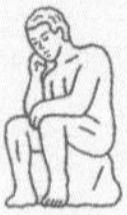

試著使用入浴劑

平時洗澡雖淋淋浴就結束了，

至少在週末時想悠閒地泡在浴缸裡。

難得泡個澡，

就來使用入浴劑，重振精神吧！

市售的入浴劑會冠上溫泉名字的，

據說都有消除肉體疲勞的效果。有各種不同類型的入浴劑，如二氧化碳類或氫氣類的，或是有香氣並具療癒效果的香草或檜木，種類各式各樣。

單只是在商店尋找喜歡的入浴劑，

似乎就能稍微提振起精神來。

Level 2

今日疲憊不堪

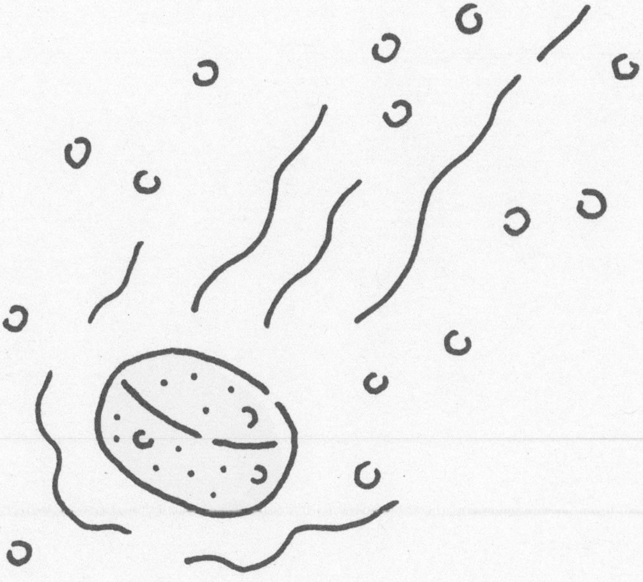

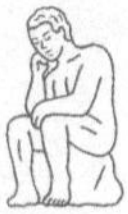

no.45

一天做一個瑜珈姿勢

透過運動來重振精神是非常健康的！

可是，要每天持續下去不容易，

而且負擔越大的運動，

結束時的疲憊感就越大。

想活動身體時，

首先，若要以消除疲勞為優先，

就僅止於輕量運動吧。

推薦每天做一個能感覺「好舒服！」

的瑜珈姿勢。

要不要試著睡前在床上或墊被上，

從躺著就可以做的動作開始？

no.46 提早回家的時候就去慢跑

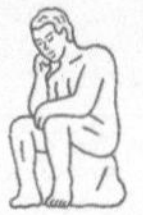

若一整天都是坐著，
是不是腳會變沉重、腰會覺得痛？
這是因為血液循環不佳。在提早結束工作的日子裡，
要不要稍微跑跑步？
像跑步那樣的有氧運動，有促進血液循環、
減輕壓力與疲勞感等的效果。

若努力過頭，反而會很累，
建議跑十五分鐘～二十分鐘就好。
覺得「跑步難度好高」的人，
就從車站快走回家。這樣也很好喔。

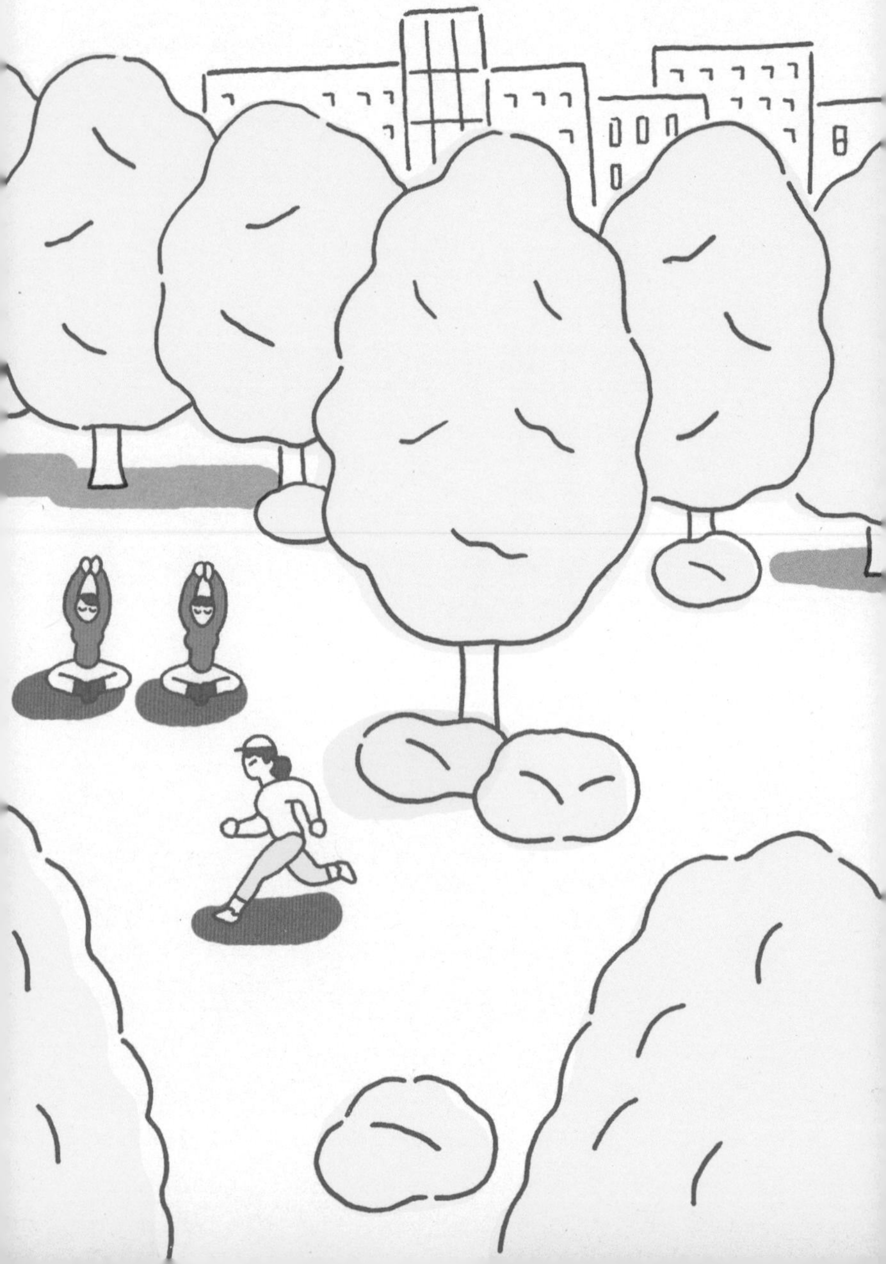

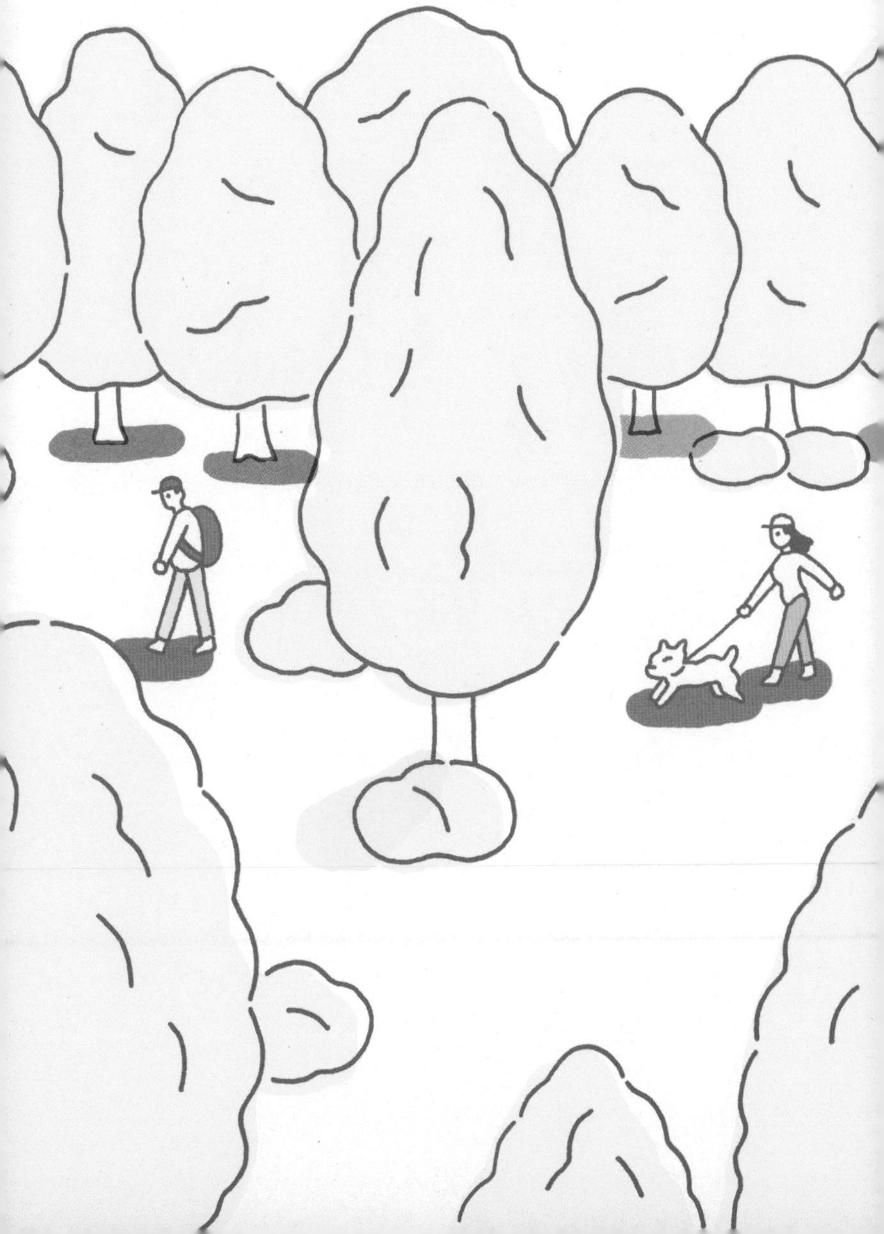

no.47

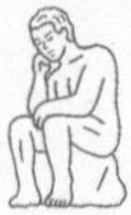

試著在放假日騎腳踏車出門

「上下樓梯很吃力」、
「稍微跑一下過紅綠燈就很喘」。
之所以會有這種感覺的原因，有時是因為**運動不足。**

最近，除了通勤以外的移動，你還有做**其他活動嗎？**

若長久持續運動不足的狀態，
只要加上了一些不同於平常的負荷，
就會肌肉酸痛、心肺機能低下，
只要稍微做些動作，就會感到疲累。

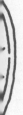

在休假日時，至少
挑戰一下不用勉強就能做到的運動吧！

出門時順便騎腳踏車，
就能享受風景，微風與陽光，也會讓心情好起來，
身心同時能煥然一新。

騎車是有氧運動，
所以也能有效打造不容易疲憊的身體。

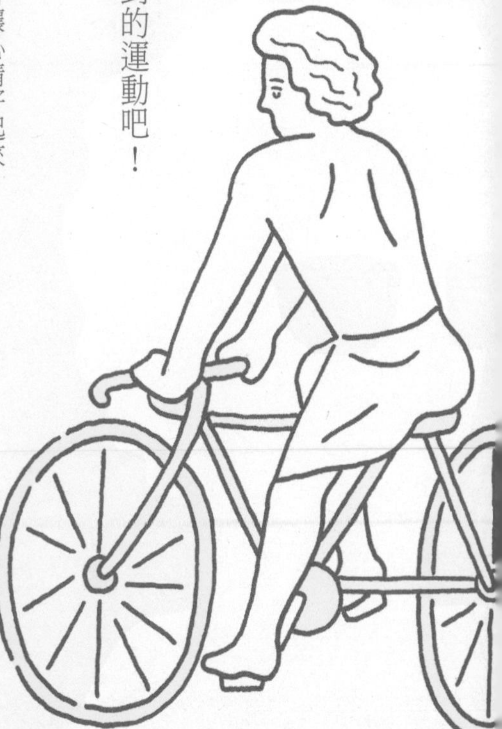

no.48 進行部分浴

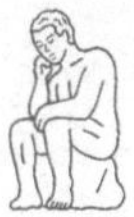

你曾在溫泉試過足湯嗎？

明明只溫暖了腳部，
全身卻都溫暖了起來，心情也變得柔和、舒暢了。
而且還消除了疲勞！

在家中也來享受那樣的感覺吧！
「足浴」，就是在大一點的容器中，
倒滿約四十度的熱水，
把腳放進去泡個十分鐘。
用同樣的方式進行「手浴」也ＯＫ。

有改善血液循環的效果，
可以幫助緩解一日的緊張，
並獲得良好的睡眠。

no. 49

使用室內芳香劑

Level 2
今日疲憊不堪

疲憊不堪的回家，
若在進入玄關時就聞到飄散在空氣中的香味，
單只是那樣就能獲得療癒。香味對大腦會起作用，
能帶給身體與心靈各種良好效果。

喜歡的香氣一定能提高放鬆效果，
所以試著在起居室、寢室等處使用室內芳香劑吧。
能享受香氣的商品有水氧機、噴霧器、香氛蠟燭、
精油燈、線香等等。

若要放鬆，推薦薰衣草、甘菊等，
要減輕疲勞則推薦辣薄荷與茉莉花等。

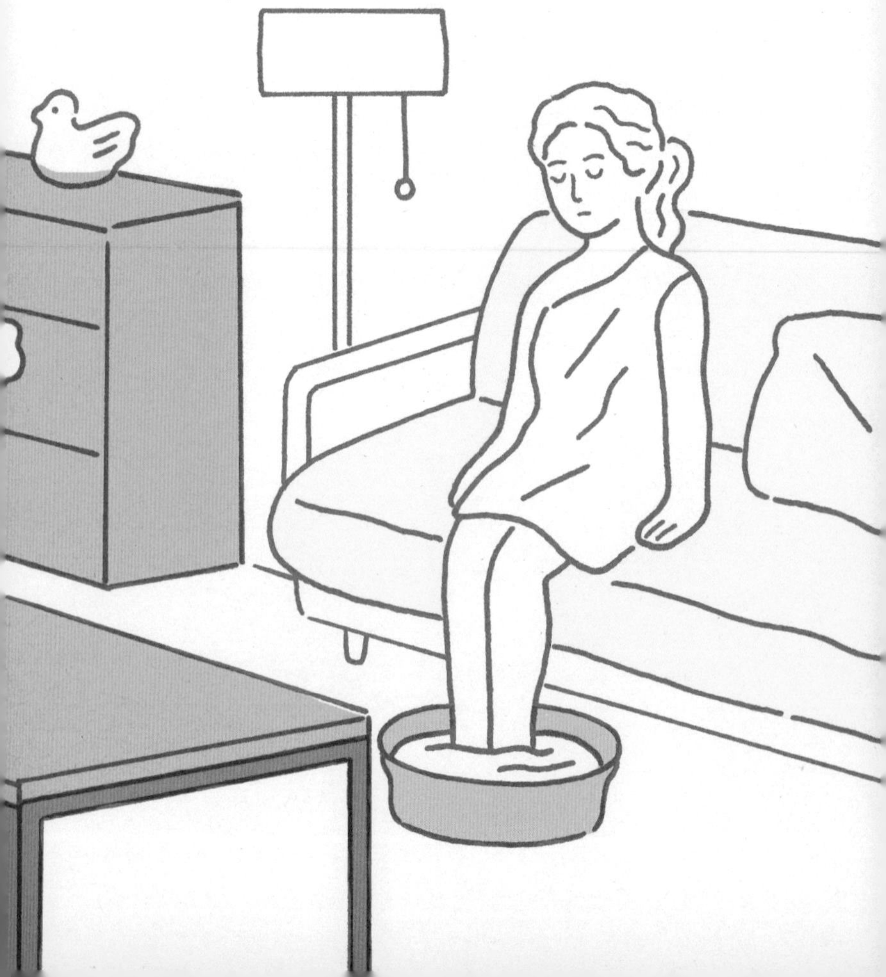

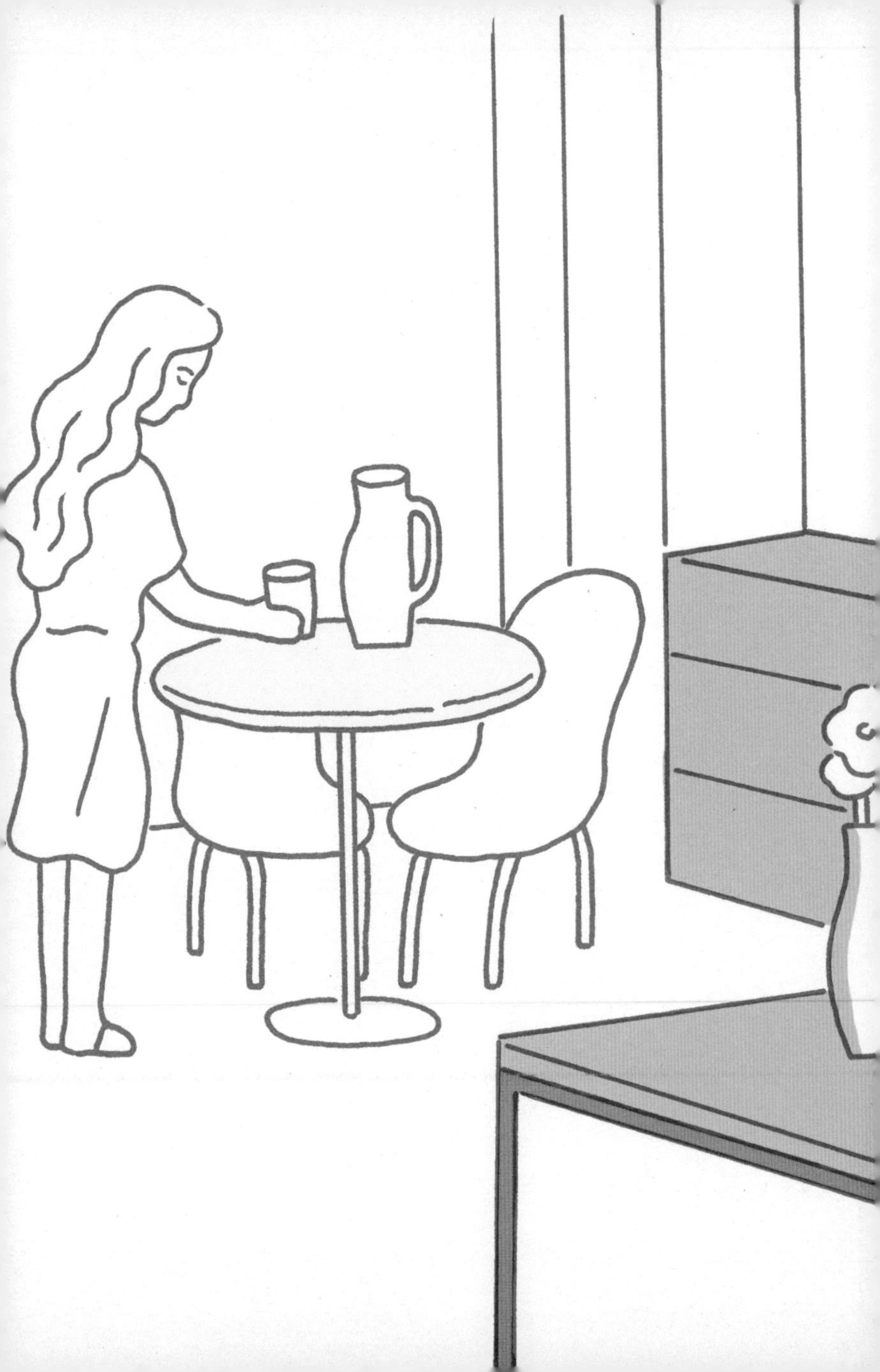

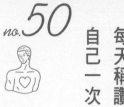

no.50 每天稱讚自己一次

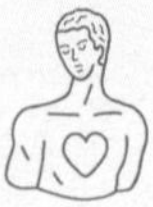

雖然會稱讚他人，

但**自己被稱讚**，是不是一年比一年少了呢？

若想著「偶爾也想被人稱讚」，

就自己稱讚自己吧！

「明明沒時間，卻還能做出好吃的便當呢！」

「那時候能想出那樣的好點子，我真棒！」

「今天一整天都沒罵過孩子。真好！」

試著出聲說出這些讚美的話，

或是寫在筆記本上吧。

「沒什麼好稱讚的事……」

沒有這種事的喔。

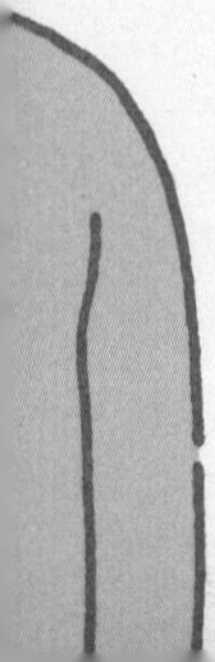

「今天一整天也很努力呢！」

睡前不要忘了對自己說這句話！

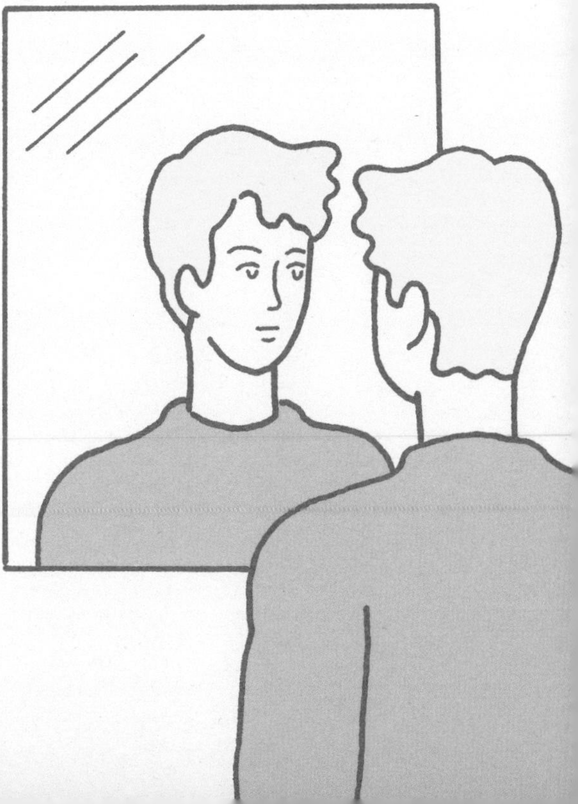

no.51 請嘴角上揚

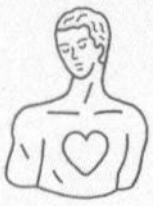

「今天好累」、「煩躁到了極點！」在這種時候，
你是呈現出什麼樣的表情呢？

眉頭皺了起來、口角下垂？
不行不行！

現在請試著立刻揚起嘴角微笑。

就算勉強也要微笑，
這麼一來就會分泌有幸福荷爾蒙之稱的血清素*，
並帶來幸福感、平穩的心情。

*血清素

與精神安定相關的神經傳導物質。一旦不足，心情就會變得不安定，也會成為憂鬱以及睡眠障礙的原因。

這樣外觀看起來會很爽朗、給人年輕的感覺，
所以疲累時才更要留心「微笑」。

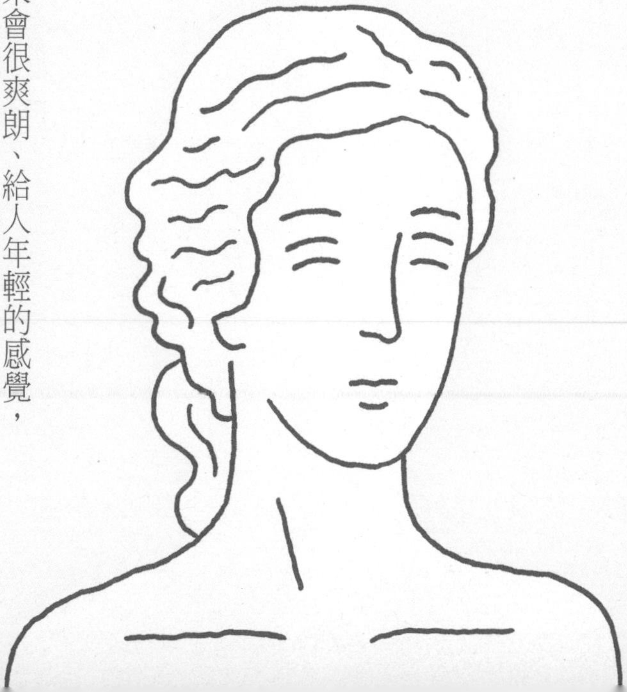

no.52

起床後就開窗

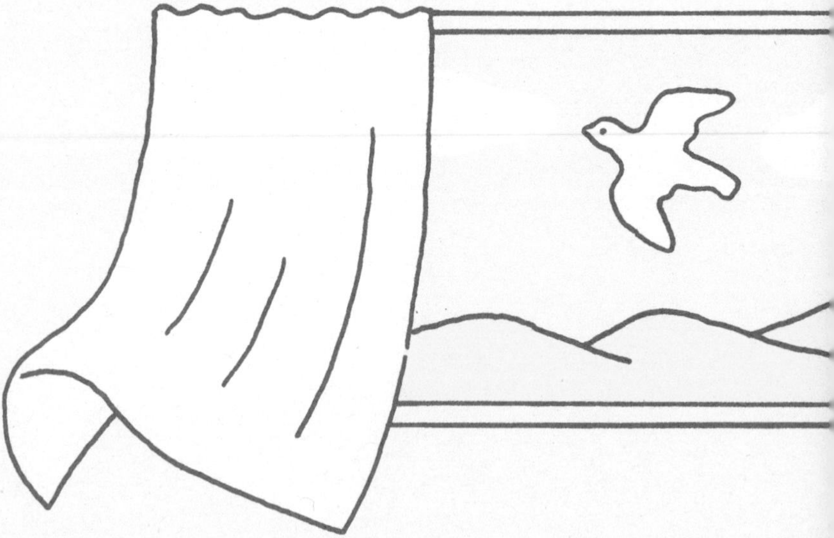

早上的每分每秒都很貴重，
把要做的事例行公事化，就能順暢行動。
應該有很多人都在無意識中這樣做吧。

起床後要做的例行公事，請加上**開窗**這一項。
不論寒暑都要**開窗**，
吸入外頭的空氣，挺直背脊。

不論是體內還是房間中，
都要引進早上新鮮的空氣，
以除去前一天疲憊的心情。

no.53

靠扭轉運動提升血流

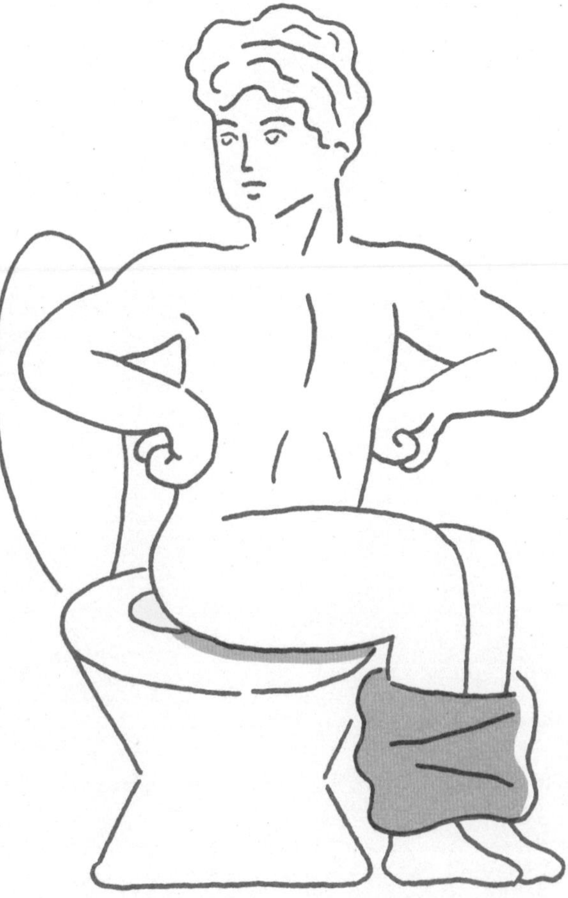

伴隨著疲憊、肩頸僵硬，很難受的日子裡，
可以利用上廁所時的零碎時間，
做扭轉運動，改善血流。

想改善血流的時候，不只是動脈，
靜脈的血流也很重要。
若只有動脈的血液流動是順暢的，
會陷入中途血液流動停滯、全身血液無法流通的狀態。

身體中血液容易阻滯的地方是在脊椎四周。
這地方無法直接按摩，
所以透過**扭轉上半身及腰部，**
就能活動身體，改善血流。
站起來，像搖撥浪鼓那樣，試著扭轉身體吧。

no.54

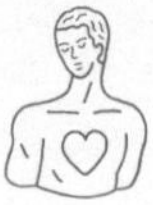

每天都喜悅、激動一次

做著喜歡的事情時、
看著喜歡的人或東西時，
會有興奮、心動的感覺♡

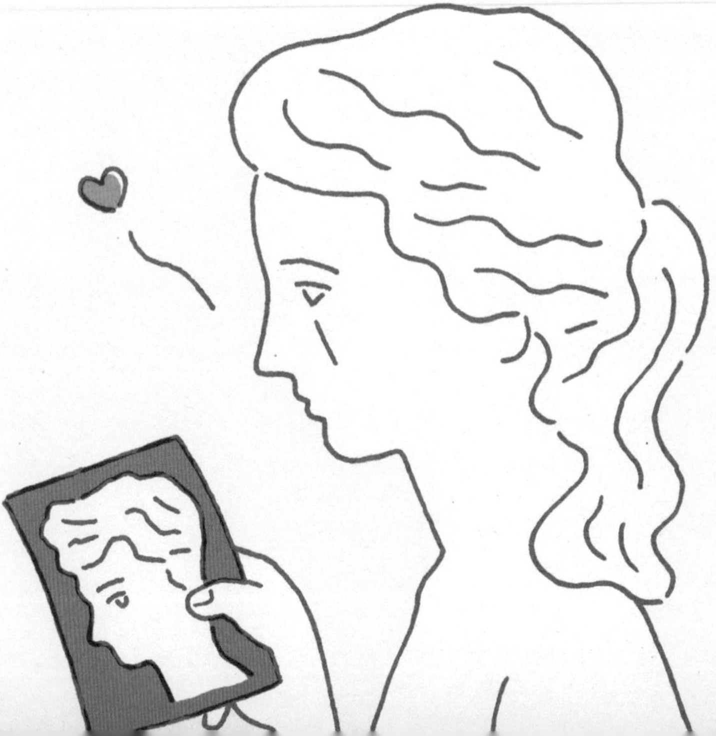

這時候，大腦就會分泌多巴胺*。
多巴胺是荷爾蒙的一種，別名為「快樂荷爾蒙」。
是會帶來喜悅、幸福感受的荷爾蒙。

一飽眼福的對象可以是偶像、寵物、甜點，
只要是自己喜歡的就好！

今天要不要透過可愛、美麗的事物來讓自己心動不已呢？

＊多巴胺
會帶來喜悅、感動、快感的神經傳導物質。感到心動、興奮時就會分泌。若每天都過得很無聊就會減少。

no.55 一個人去唱卡拉ＯＫ

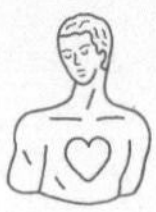

「一個人去的話有點怪怪的……」或許有人會這樣說，
但試著果斷地去吧！一個人去卡拉ＯＫ＊！

因為沒有人在旁邊聽，
即便走音、
唱不好也無所謂。

請一定要從腹部發聲，大聲唱出來喔。
進行腹式呼吸能改善血液循環，
心情變好後，就會分泌快樂荷爾蒙的多巴胺，

以及幸福荷爾蒙的血清素，
這些荷爾蒙都有消除壓力的效果。
「我能再繼續努力下去！」
若能出現這樣的心情，唱歌就是有用的。

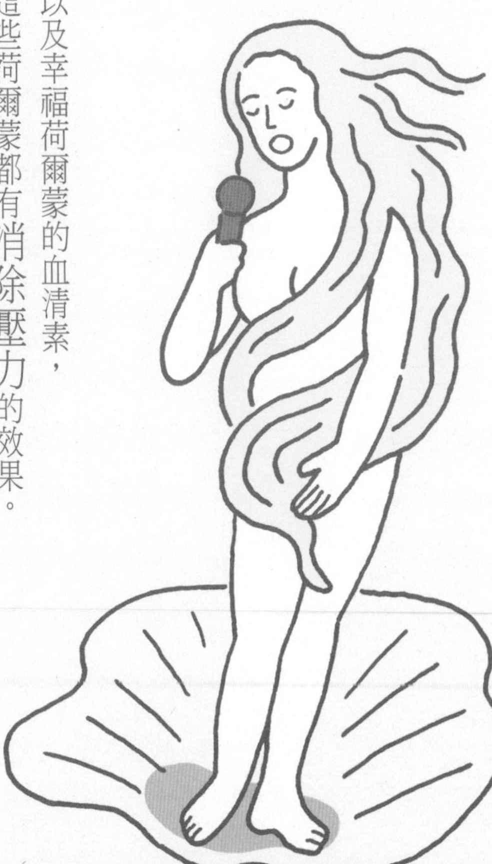

＊卡拉ＯＫ的效果

不僅是腹式呼吸，卡拉ＯＫ還有其他令人滿意的效果。透過活動嘴巴周遭的肌肉及表情肌，狀態會變得跟笑的時候一樣（參照頁一一一），也能增加唾液的分泌量。

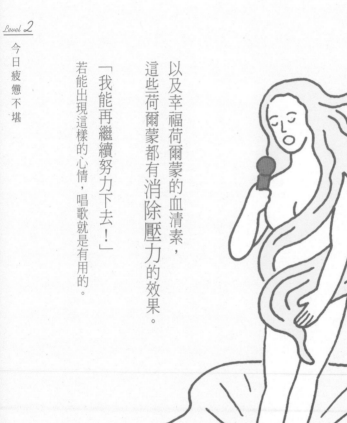

no.56 輕灑植物香氛

植物香氛，
是從植物中抽出精油後留下的蒸餾水。

能聞到花朵或香草自然的香味，
可以噴在窗簾、靠墊等布製品上，
燙衣服時使用也ＯＫ。

睡前噴在枕頭上，
能獲得舒適好眠的效果。
香味各式各樣，像是玫瑰、薰衣草、佛手柑等。

希望大家能找到喜歡的香味，睡得舒適，
不要殘留疲憊感。

no.57

試著替換枕頭

明明睡得很夠，疲勞卻怎樣都消除不掉……
這時候，請檢查看看你的枕頭*吧。

要能睡得舒適，枕頭適不適合很重要。
枕頭的高度是否舒適？寬度或軟硬度是否合適？
是否容易翻身？要把這些都考量進去，
盡可能找到適合自己的枕頭。

若可以諮詢店家或試躺是最好的。
能讓人睡得舒服、並可以清爽起床的枕頭，
一定能減輕疲勞。

＊枕頭
若想找到適合自己的枕頭，就試著去有睡眠顧問的枕頭或寢具專賣店吧。也可以折疊毯子或浴巾，簡單做出適合自己的枕頭。

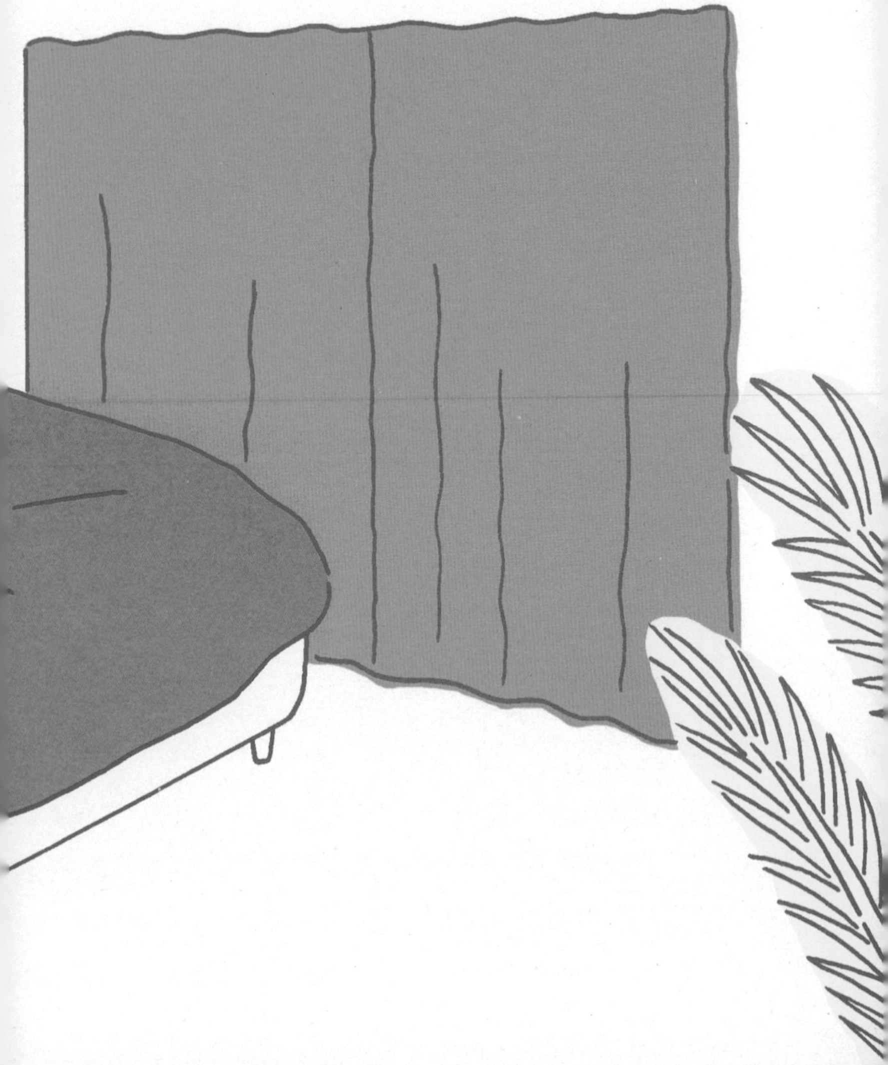

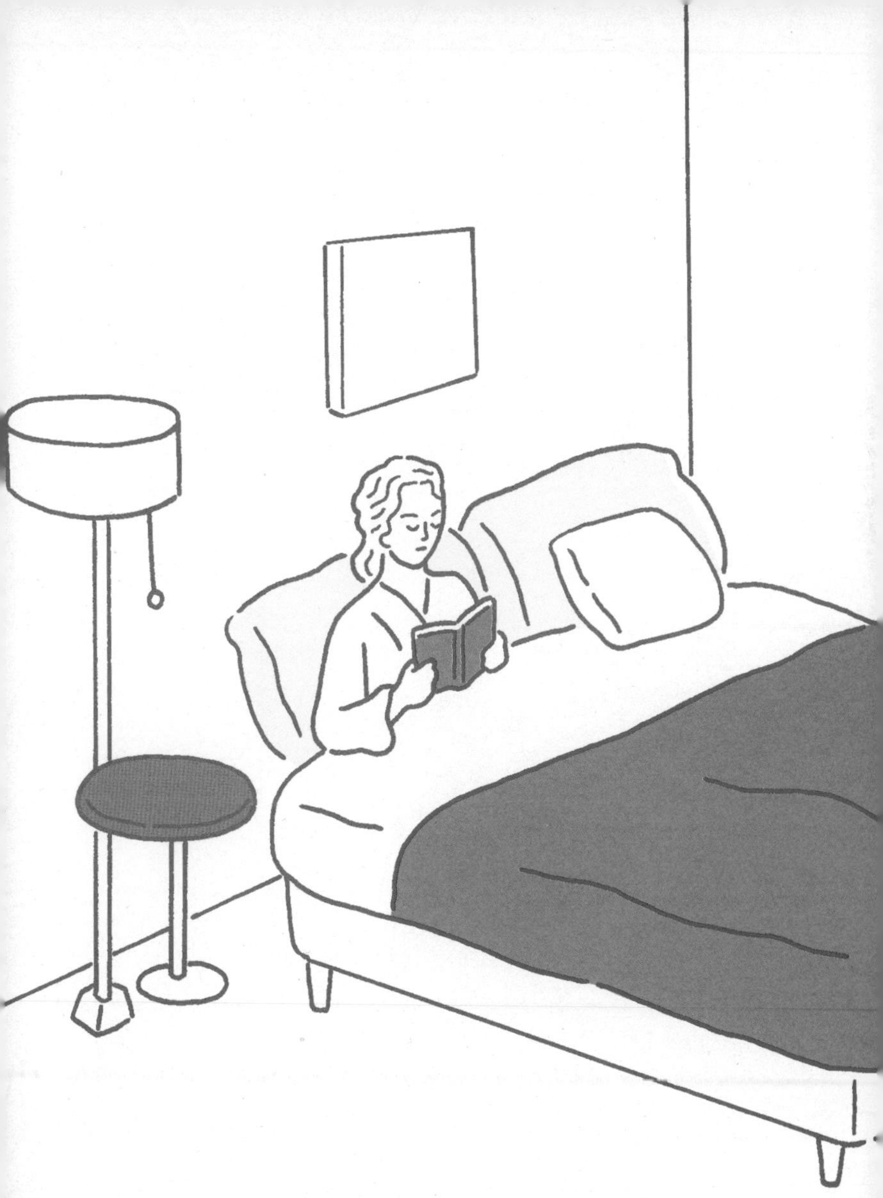

長時間看手機或電腦，
眼睛會疲憊得睜不開……
這是**藍光***造成的。

no.58 睡前關手機

電子產品的LED顯示器有著藍色的光，
藍光在我們的能見光中，
是**波長最短、能量很強的光**。
會導致眼睛疲勞、疼痛，
也有會**影響視網膜**的疑慮。
除了會擾亂晝夜節律（參照頁四十二和頁八十八）、
引起**睡眠障礙**，也與肥胖有關。

＊藍光

會發出藍光的數位顯示器已成了現代生活中不可或缺的物品。在厚生勞動省的指導手冊中，建議使用數位顯示器進行作業時，一小時要休息約十五分鐘左右。

要不要在睡前關閉手機及電腦，
換成閱讀**紙本書**呢？
試著舒暢地閱讀能讓人感覺舒服、
有療癒作用的**故事或詩集**等印刷品吧。

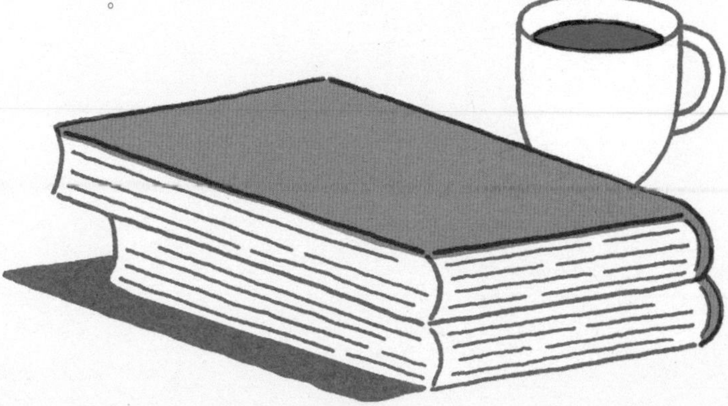

no.59

畏寒的人就穿踩腳襪套

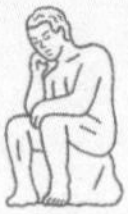

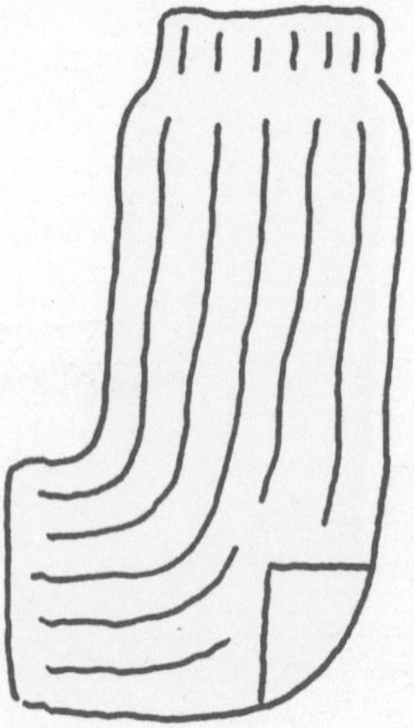

畏寒的人在夏天也離不開襪子，

在睡覺時也會穿著襪子。

選擇襪子時，你有好好檢查襪子透氣性的優劣，

以及能否包緊不鬆脫嗎？

若想在睡覺時穿，
就選擇穿襪套吧，
這點也很重要。

若連腳趾都完全包覆起來，熱氣就無法從腳部散溢，
也容易流汗，會妨礙安眠。
若是沒有腳趾部分的襪套，
就有腳踝溫暖、腳趾不會悶熱的優點。
就溫暖腳部來說也很好喔。

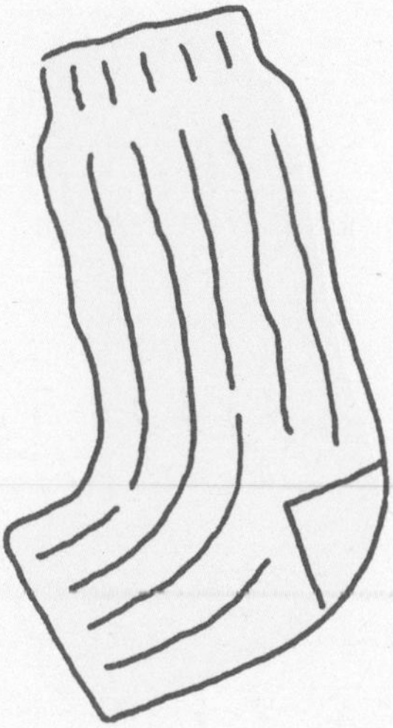

no.60

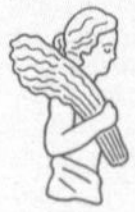

午餐吃豬肉x蔥

薑汁燒肉、炸豬排、咕咾肉。
要從熟悉的豬肉料理中挑選哪一道呢？

想消除疲勞時，
我建議選用加有蔥的咕咾肉。
豬肉中富含有助消除疲勞的營養素，
維生素B_1。
能有效吸收這個維生素B_1的，
就是含於蔥之中的大蒜素*。
兩者一起吃能促進碳水化合物的代謝，
也容易補充能量。

＊大蒜素

蔥、大蒜等味道來源的成分。能有效吸收維生素B_1，打造不易疲勞的身體。有殺菌、抗菌的作用，還能預防感冒。

建議的搭配組合是豬肉配蔥（洋蔥），

韭菜、大蒜也可以。

豬肝也含有維生素B_1，

所以**豬肝炒韭菜**也不錯。

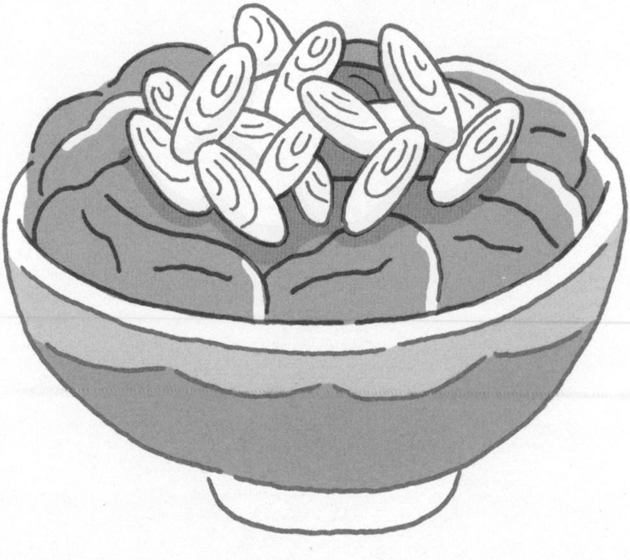

no.61

吃葡萄柚

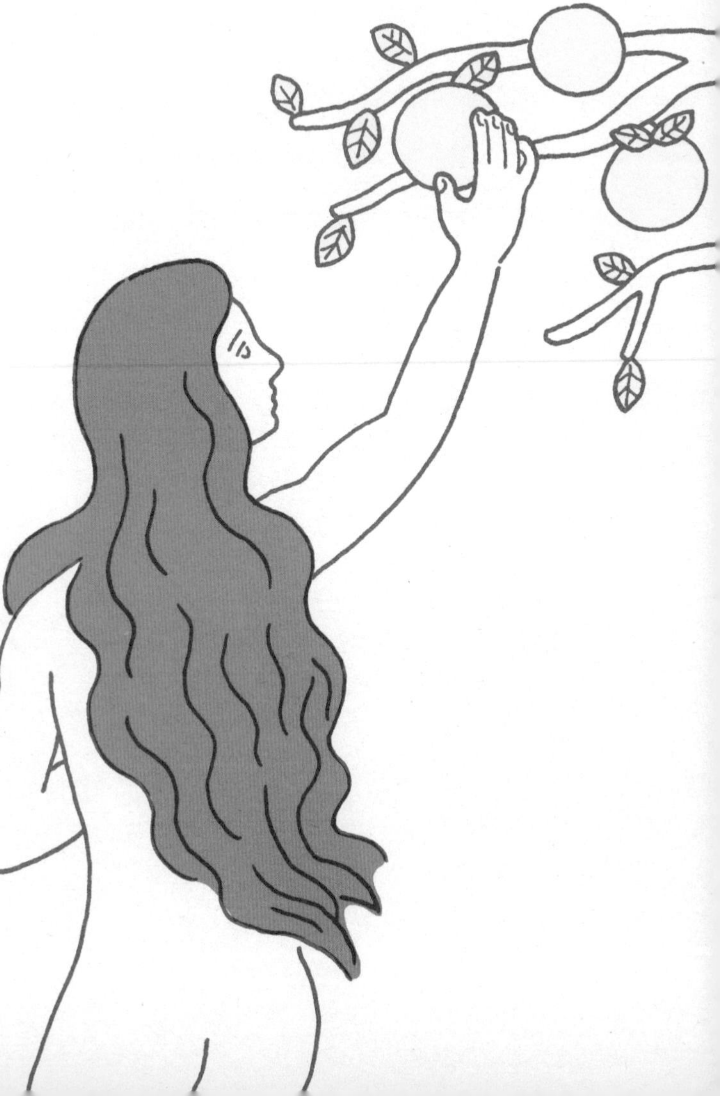

說到疲憊時吃些什麼比較好……

沒錯，請一定要記住，要吃酸的。

檸檬酸*是酸味的來源，

含有助於消除疲勞的成分。

能從橙子、檸檬、橘子等柑橘類中獲取。

餐後點心，請務必吃葡萄柚。

吃葡萄柚時不需要剝皮，

只要切一半就可以吃了，很方便輕鬆。

＊檸檬酸

含於梅子、柑橘類等食物中的物質，進入人體後會變成鹼性，能調整吃肉類、魚類、主食而偏向酸性的身體平衡。能提高肌肉中的乳酸代謝，有助消除疲勞。

no.62

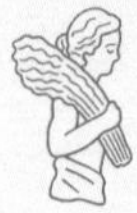

起床後喝白開水

白開水*有益於美容、改善虛冷、減肥。

煮沸水後冷卻到約五十度，
請注意，要完全煮沸過一次，
然後冷卻到能喝下去的溫度。

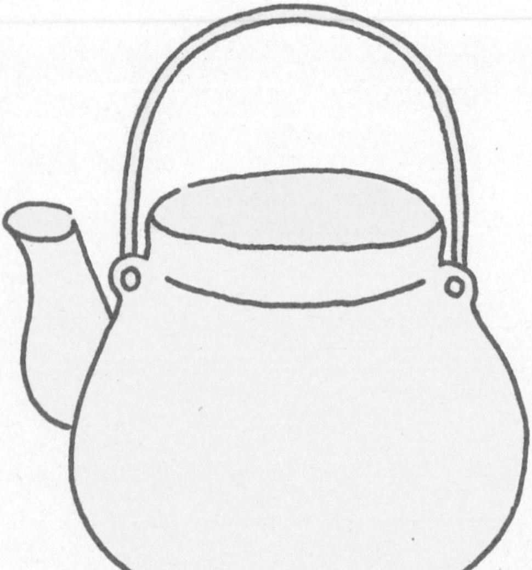

＊白開水

在印度傳統醫學的「阿育吠陀」中，白開水被視為能調整體內平衡、淨化的飲品。在阿育吠陀中，認為「火」職司解毒，所以要用火來煮沸開水，不要用電磁爐。

若在早上喝白開水，就能補給在睡覺期間流失的水分，
腸胃被溫暖後，運作會變好，
能順利的消化吸收。

不要像喝冷水一樣大口牛飲，
花點時間慢慢喝，
那將會是忙碌早晨的悠閒時刻。

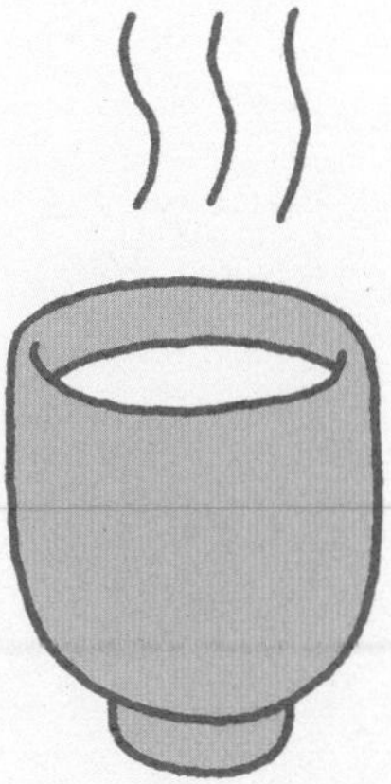

no.63

多吃一道蔬菜

據說一天最好要攝取的
蔬菜量為三五〇克以上。
在這之中，能攝取到一二〇克
以上的黃綠色蔬菜是最理想的。

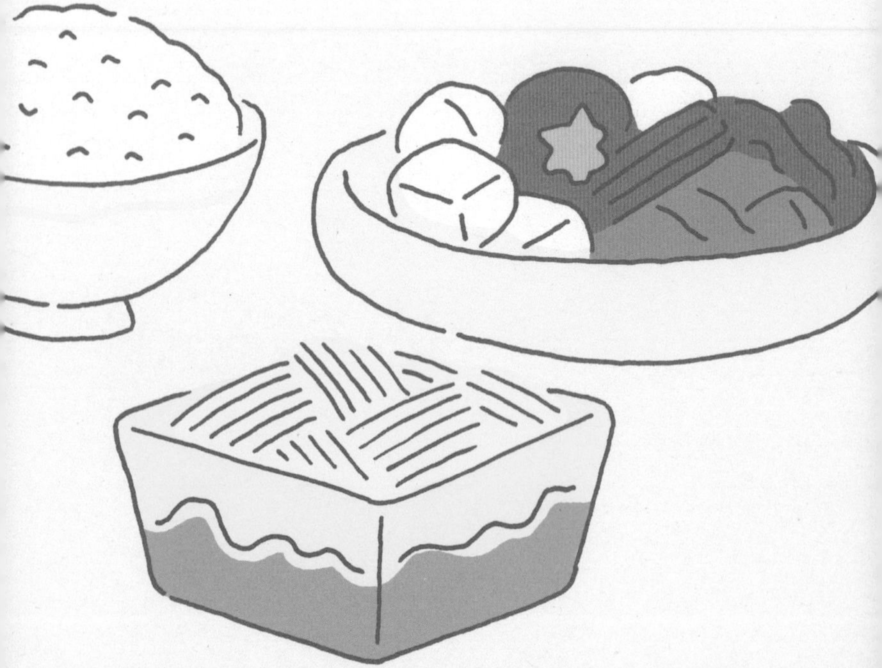

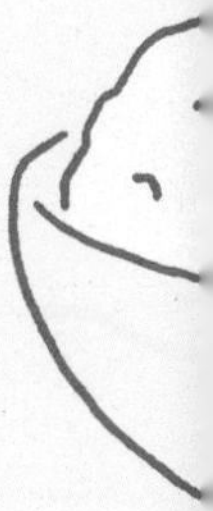

蔬菜是維生素、膳食纖維以及礦物質的供給源，
在**黃綠色蔬菜**中含有大量能輕鬆攝取到的礦物質。
例如小松菜與埃及國王菜，含鈣質，
除了能強健骨骼，還有助**平緩心情、預防失眠！**
黃綠色蔬菜也能攝取到鐵質，一旦缺乏鐵，身體會變冷，或是引
起肩頸僵硬。所以黃綠色蔬菜
有能**調整身體健康狀況**的效果。
希望大家在一餐中，至少能加入一道黃綠色蔬菜的菜餚。

no.64 用紫蘇油做菜

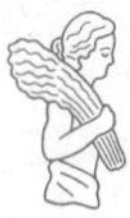

α-亞麻酸有緩解不安的效果，
可以從油品中攝取。

尤其是紫蘇油*含量頗多。
這種油是從紫蘇科的植物，紫蘇的種子中萃取得出，
對改善過敏症狀也很有幫助。
使用時希望大家注意，

不要加熱，直接食用。

α-亞麻酸不耐熱，容易氧化，
可以做為沙拉的沙拉醬，
或是加在煮好的菜餚上。
重要的是，開封後要盡早使用完。

＊紫蘇油
紫蘇油要直接食用，不要用在加熱、料理上。建議可以加一匙在味噌湯或納豆中。也可以使用在薄切生肉上，和日式冷豆腐也很搭。

no.65

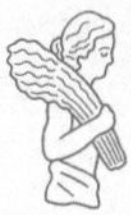

點心 吃核桃

有點餓的時候，吃些堅果能稍微填點肚子。

堅果中含有可幫助抗老的維生素E以及油酸，
很推薦給在意膽固醇的人。

其中，核桃因為含有多量α-亞麻酸而大受歡迎。
α-亞麻酸是Omega-3脂肪酸*的一種，
有預防生活習慣病的效果，
其減輕不安的效果也為人所知。
有心事時，點心要不要吃一點核桃呢？

＊Omega-3脂肪酸
必須脂肪酸的一種，和亞油酸一樣無法在體內自行製造。一旦缺乏，就會成為過敏或生活習慣病的原因，所以在飲食中均衡攝取很重要。

no.66

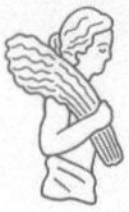

將香草用在生活中

除了放鬆效果，
香草*還有各種功能，
譬如預防感冒、改善虛冷與便祕等。
當然，也有助於消除疲勞。

使用方法有各式各樣，但泡茶喝是最方便的！
扶桑花茶是鮮豔的紅色，還有酸味，
含有助消除疲勞的檸檬酸。
也很推薦喝起來清爽的野玫瑰果茶與薄荷茶。

這些都是比較容易購買到的，
要不要立刻在飯後喝上一杯呢？

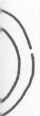

＊香草

香草專賣店會賣各式各樣的香草。也有早就成為品牌的香草茶，可依喜好或目的來選擇。懷孕婦女或生病的人，使用上有需要注意之處，請諮商過醫師後再飲用。

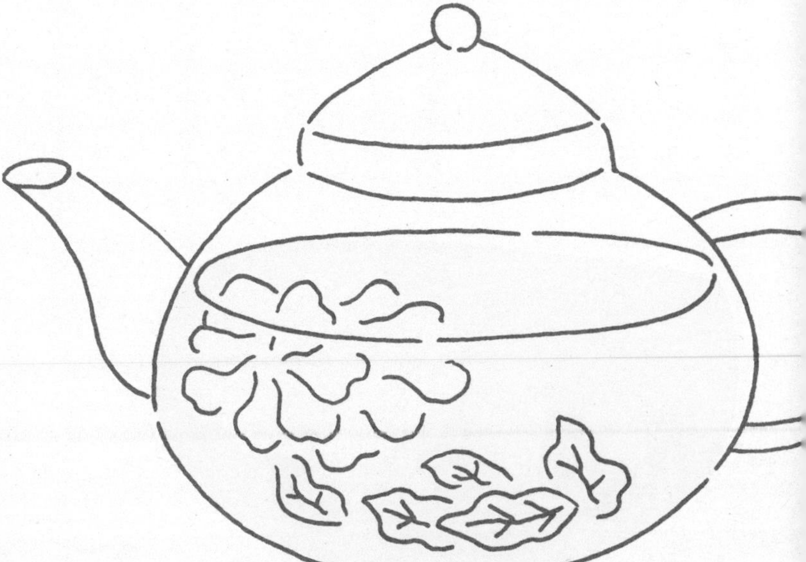

no.67

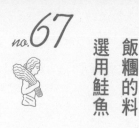

飯糰的料選用鮭魚

商店中陳列著種類豐富的飯糰。要買哪個很讓人猶豫吧？

「累的時候吃梅子飯糰」很好，但鮭魚飯糰也令人難以捨棄。

讓鮭魚呈現紅色的原因在於蝦青素*，

是有助抗老與美容的抗氧化成分。

據說也有消除疲勞的效果。

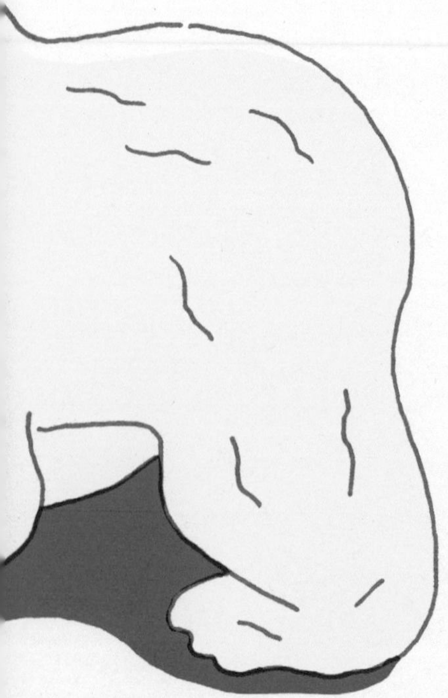

＊**蝦青素**

為紅色的色素，是和含於番茄中的番茄紅素，以及胡蘿蔔等黃綠色蔬菜中所含β胡蘿蔔素相同的類胡蘿蔔素的一種。蝦子與螃蟹中也含有，有強效的抗氧化力。

在藥膳中，鮭魚也是能提升食慾、恢復體力、溫暖身體的食材。

即便只是一小口的飯糰餡料，也要考量到身體狀況來做選擇。

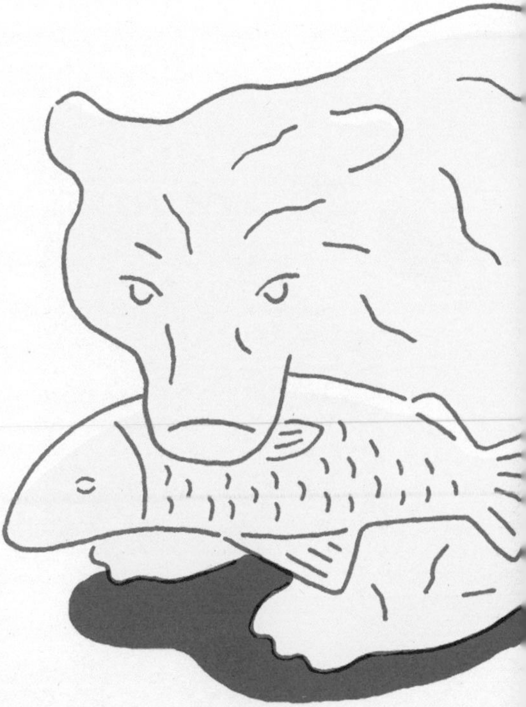

no.68

巧克力
吃可可成分多的

下午三點，到下班前還有幾小時。
為了能再多努力一下，
真想稍微休息一會兒。
請在喝茶時搭配著巧克力吧。

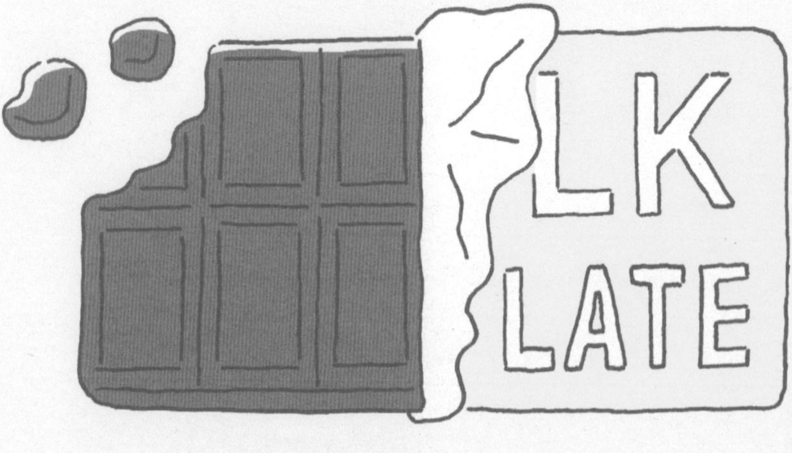

可是，牛奶巧克力NG。

要吃就吃對減肥也很有益的**高可可含量巧克力**，
而且可可成分要高達七○%以上的。

高可可含量的巧克力富含可可多酚*，
有抗氧化作用，也有益於美容、健康，所以很受歡迎。
據說還有抗壓作用，同時有助活化大腦。

吃過多不好，但可可多酚無法貯存在體內，
所以最好是**每天適量攝取**。
對喜歡巧克力的人來說，是件開心的事呢。

＊可可多酚
是一種多酚，為苦味與色素的來源，含於巧克力之中。可可多酚有很強的抗氧化力，能有效預防生活習慣病。

no.69

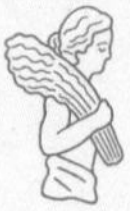

把生薑加入飲食中

作為提升體溫的食材，
生薑*的知名度是第一名的。
生薑醇與薑酮酚是其香氣與辛辣的成分，
能溫暖身體，改善血液循環。

不論是漢方還是藥膳，
生薑都是以能改善因腸胃虛冷所造成的食慾不振、提升體溫、促進發汗的食材而為人所熟知。

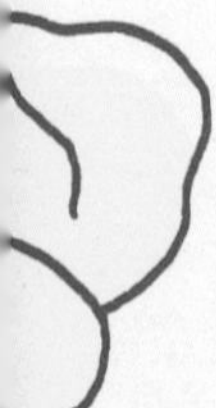

＊生薑

能提升體溫、促進發汗，也很推薦用來改善水腫。乾燥過後的薑溫暖力量比較強，冬天時也可以使用粉狀類的。

虛冷一旦變得慢性化，

就會難以消除疲勞感，

讓生薑成為好幫手，打造不怕冷的身體吧！

只要把生薑磨成泥冷凍起來，

就能簡單用來調料、加味，很方便。

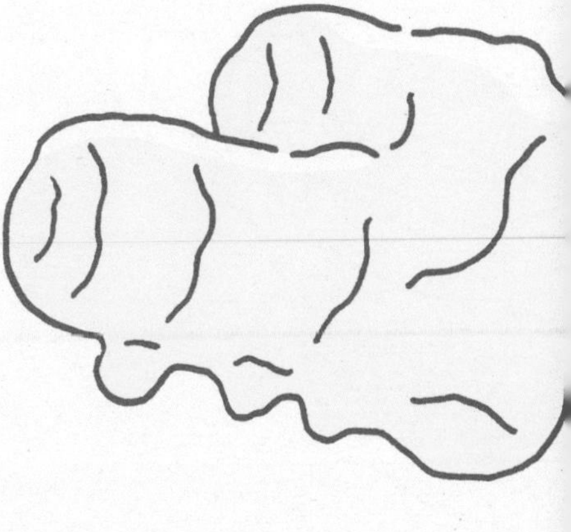

no.70

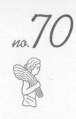

疲憊時才要吃火鍋料理

「好累，想不出要做什麼菜。」

這時候，就吃什麼都不用想的火鍋吧。

準備起來很簡單，之後的收拾也很輕鬆♪

可以使用家裡本就有的食材，

只要把雞胸肉、豬肉當成主角，

就能毫不費力地攝取到有助恢復體力的營養素。

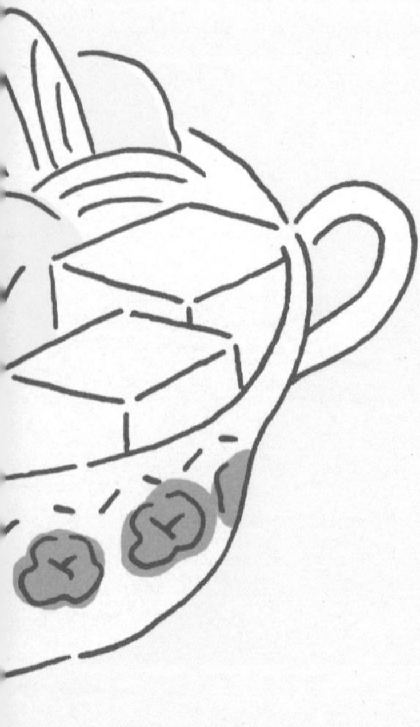

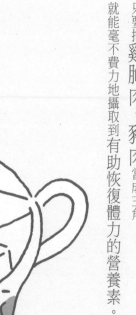

順帶一提，火鍋料理在夏天吃也很好喔。
一整天都待在冷氣很強的室內時，
身體容易由內而外冷起來。
要溫暖身體、補給能量、
消除疲勞，火鍋料理是最合適的。

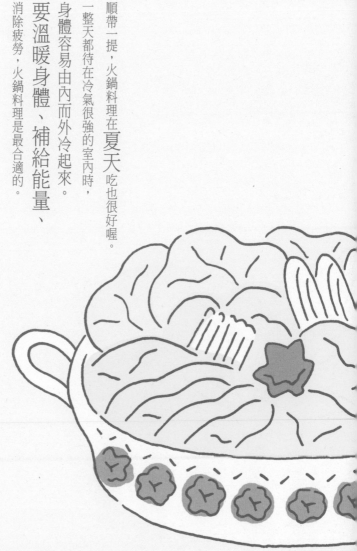

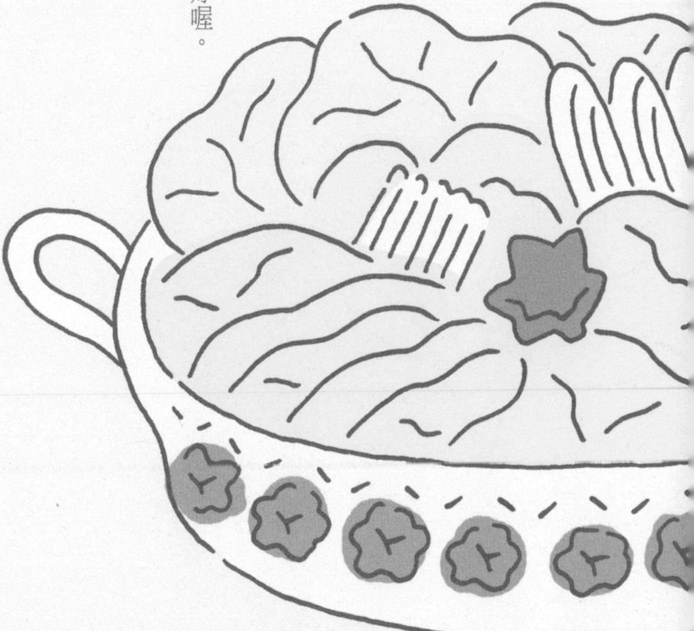

no.71

每天喝一碗味噌湯

如今，人們正重新審視和食中不可或缺的**味噌湯**的好處。

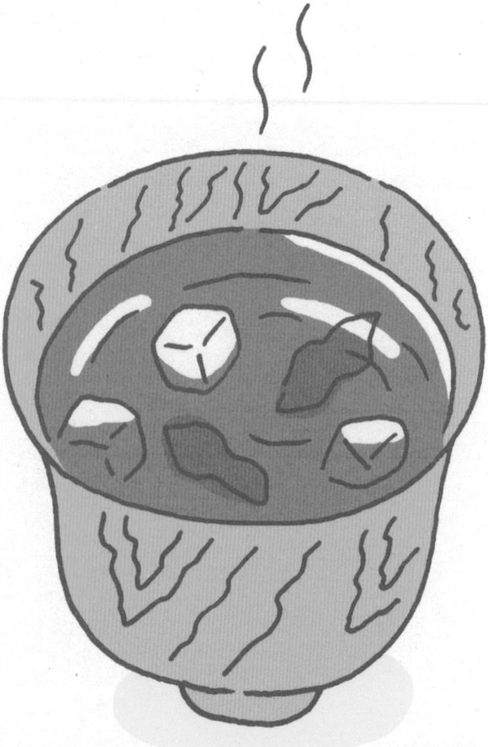

＊鉀

存在於身體細胞內，維持細胞的滲透壓。有排出納的效果，在意水腫的人可多加攝取。鉀易溶於水，建議可以透過沙拉、生水果、湯菜等食物中攝取。

因為容易攝取過多鹽分，
最好注意喝的次數，
但其中所含有的大豆胜肽，
有安定血壓的作用。

此外，味噌湯中經常會使用到含有鉀*的蔬菜或海藻，
若大量攝取，既有助降血壓，
也能幫助回復體力。

可以和含有維生素B_1的豬肉一起吃。
今晚要不要來點能吃到美味蔬菜的豬肉片什錦蔬菜味噌湯呢？

no.72 減少酒量

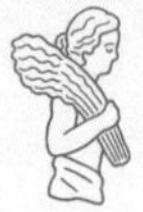

「偶爾也想盡情暢飲、為所欲為！」
應該也會有這種時候吧，
但誠如大家所知道的，**大量飲酒是NG的。**

酒會給**腸胃**、**肝臟**帶來負擔，
是導致疲憊消不去的原因，睡眠也會變淺，
隔天還會頭痛、身體沉重、水腫。
喝得太多，也會加速**老化**。

「適度飲酒」是
一天平均喝約二十克的純酒精，
中瓶啤酒一瓶、日本酒一合（一合一八〇毫升）、
若是燒酎調酒（日本燒酒，酒精度數為七％）則建議三五〇毫升
一罐。

Level 2

今日疲憊不堪

你是否喝得太多了呢？

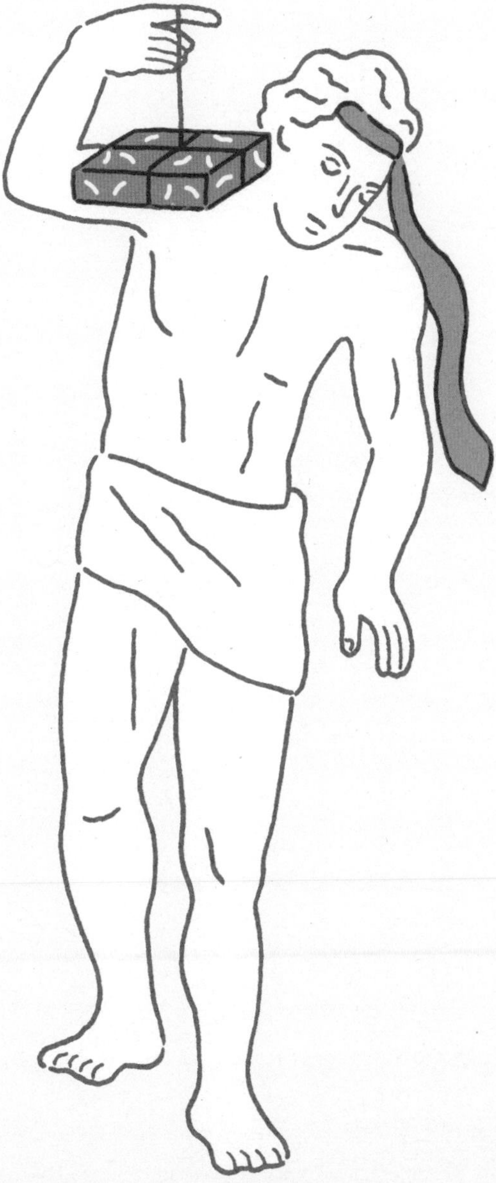

no.73 穿平底鞋

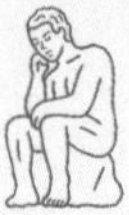

穿一天也不會累，
不會過於休閒，腳也很舒服。
選擇工作鞋時有各種需要留意之處。
工作性質需要穿著無扣帶皮鞋的人若會覺得疲憊，
要不要試著在通勤時穿著平底鞋呢？

大家都知道，買鞋最好選在下午時候。
若選在沒有浮腫的早上買，到了傍晚就會感覺到緊。
若能得到試鞋師*的協助，
就能安心選擇。

可是，最近在網路上買鞋的人好像增加了？
為了能成功，請別忘了要
測量腳的尺寸與確認材質等。

*試鞋師

習得腳的基礎知識與選擇適合腳型鞋子的技能，從健康管理面提供正確又適合腳型的建議之專家。

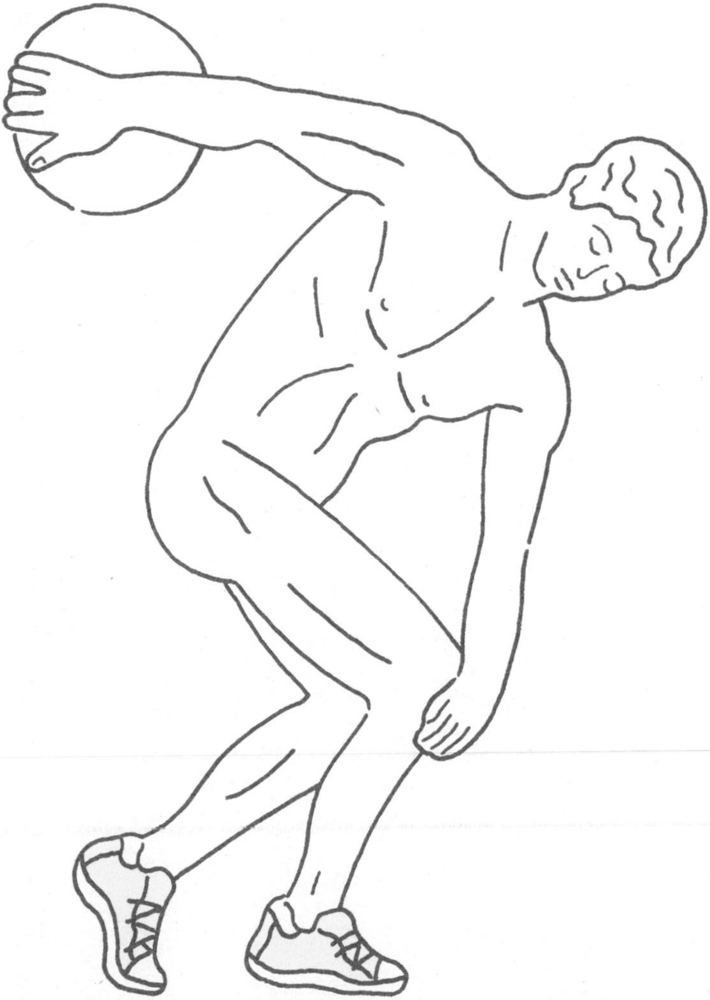

no.74

桌上常備噴霧化妝水

空調強勁的辦公室很舒服，

但肌膚的乾燥*
也很令人在意。

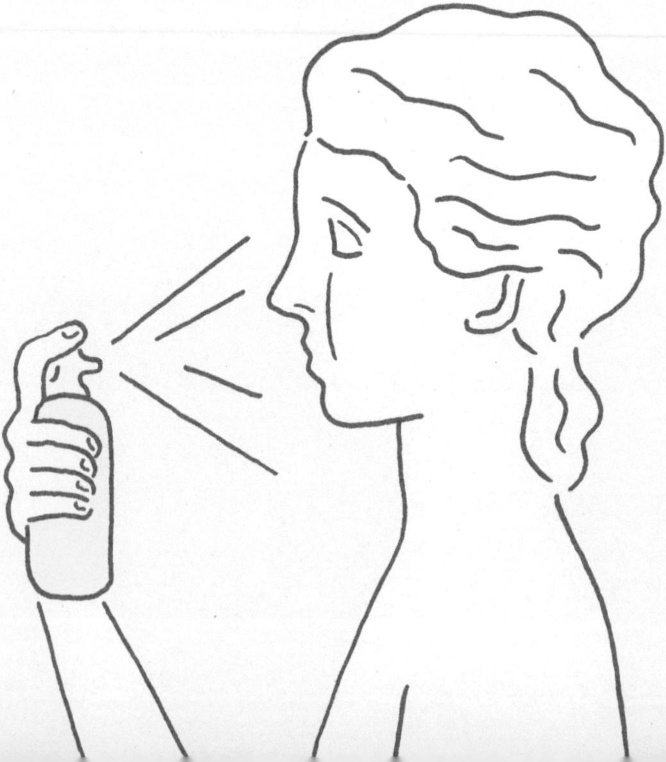

若肌膚乾燥，就會看起來很累。
在無可避免的環境中，該如何應對呢？

最簡單的方式就是使用噴霧式化妝水。
可以噴在在意的地方，
也可以用在定妝、補妝。

把小瓶裝的化妝水放入抽屜中，
在去廁所時使用吧。

特別在意乾燥的人，
只要選擇強調保濕的滋潤化妝水就OK。
試著找出令你困擾的肌膚問題吧。

＊肌膚乾燥

若肌膚長期乾燥，試著去諮詢皮膚科醫師吧。若持續乾燥下去，皮膚的保護機能會受損，難以抵抗過敏。使用較不刺激的肌膚保養用品，補充肌膚的水分吧。為了不讓體內水分不足，喝足量的水也很重要。

no.75

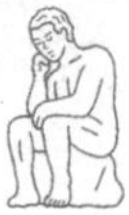

眼珠繞圓圈轉

比起肩膀僵硬、腰痛、肌肉疲勞，我們總不經意忽略了**眼睛的疲勞。**

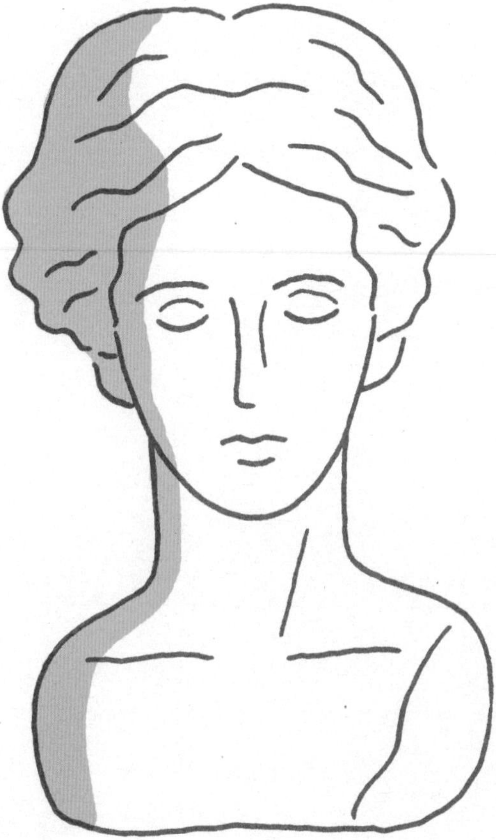

不僅是使用電腦的人，
頻繁看著手機、平板的人，或是喜歡看電視的人，
都需要知道自己是在**疲勞用眼**的。
尤其只要在近距離觀看畫面，
眨眼的次數就容易減少。

若注意到「太過專注了」，
就要**確實刻意眨眼**，
或是**暫時閉上眼睛休息一下**。

建議可以閉著眼睛，讓眼珠上下左右地移動，
或是**繞圓圈轉動**。
這麼做可以放鬆眼睛周圍肌肉、促進血液循環，
感受到眼睛變輕鬆了。

no.76 試著換椅子坐

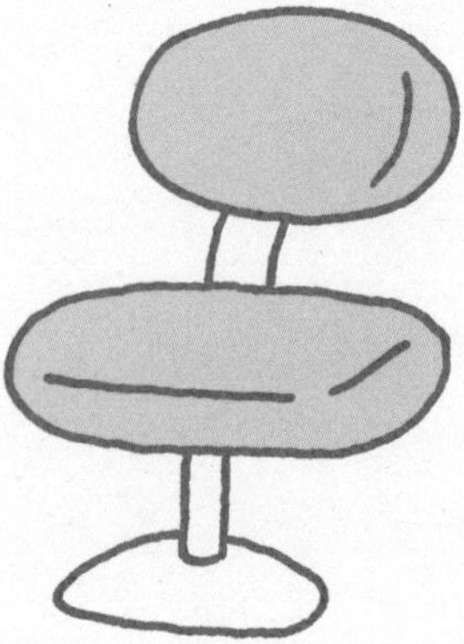

對長時間坐著*工作的人來說，
可以說，能否舒服工作，「就看椅子！」
若長時間坐在不適合的椅子上，
腰會痛、腳會累，
有時也會因身體扭曲而導致全身疲勞。

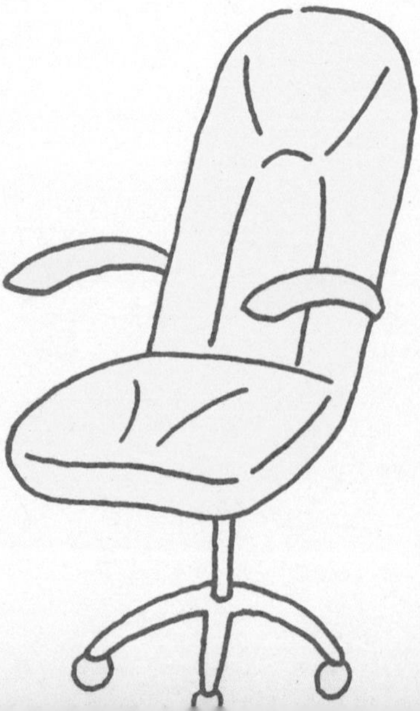

注意到的時候，乾脆**換個椅子**試試吧。
無法更換時，
可以試著調整椅子的高度、靠墊、坐法。
請找出不會疲累的坐法吧。

＊久坐
據說，持續坐超過七小時以上狀態的人死亡風險較高。坐著的狀態下，血流會不順暢，會帶給腰與背很大的負擔。即便是坐在好坐的椅子上，每三十分～一小時也要站起來一次，活動一下身體。

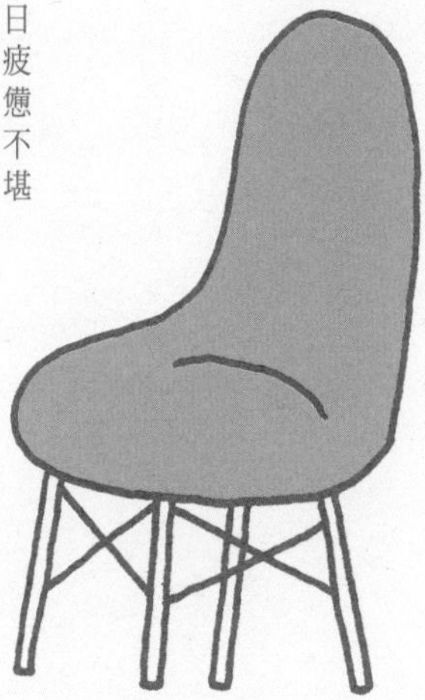

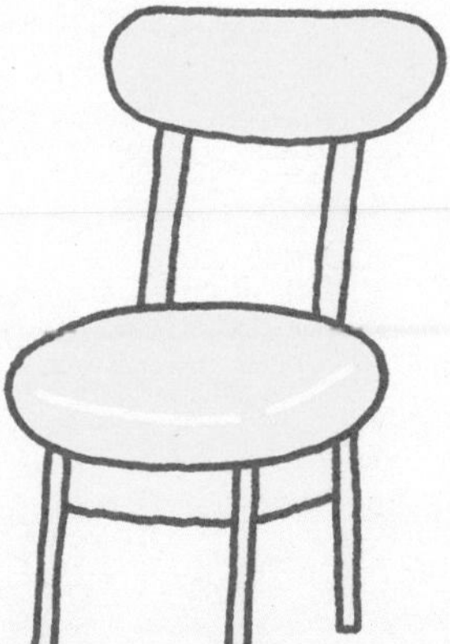

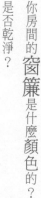

no.77 換新窗簾

你房間的窗簾是什麼顏色的？
是否乾淨？

一旦掛上窗簾後，就容易長時間這麼掛著，
但只要在春夏與秋冬做替換，
對房間的印象就會改變，氣氛也會煥然一新！
換掛其他窗簾的時候，可以洗滌、保養該窗簾，
就能長久使用了。

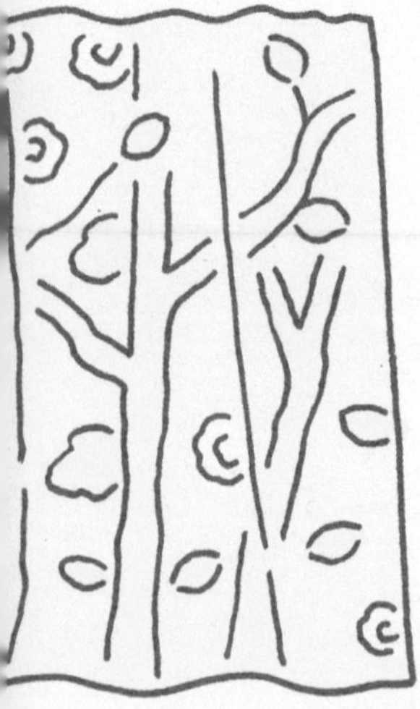

若要添購新的窗簾，也能享受考量配色、
參考風水、東想西想的猶豫選擇過程。
醒來時，若是房間的感覺改變了，

對起床也會有種期待呢。

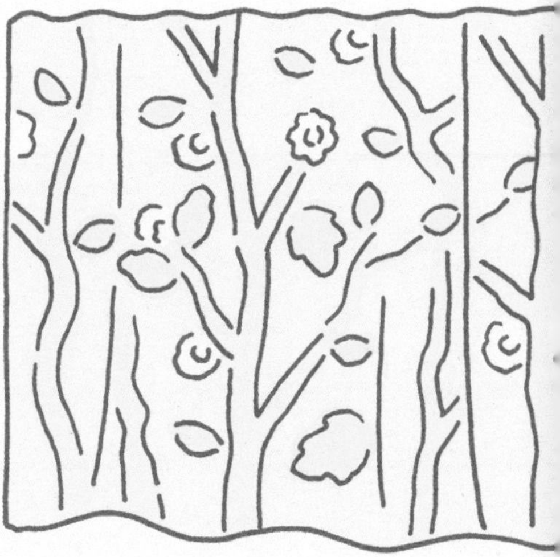

no.78 試著使用不同顏色的電燈

LED燈耐用的年數很長，電費也很省。
應該有很多人都有在使用。
若接下來想做更換，尤其是換寢室的燈，
建議可以換**橙色的電燈泡**。

之前已經介紹過，
睡前為減少藍光的影響，要關閉手機（參照頁一二四），
房間的燈光也一樣。

比起藍白色的燈光，**橙色的燈光**
能提高**褪黑激素***（別名又稱為睡眠荷爾蒙）的分泌，
變得好入睡。

讓燈光也成為好幫手，沉沉入睡，消除疲勞吧。

＊褪黑激素

荷爾蒙的一種，晚上，褪黑激素會慢慢增加並起作用，而讓人想睡。因此，在白天，必須要確實分泌作為褪黑激素原料的血清素這種荷爾蒙。睡眠是由這兩種荷爾蒙打造而成的。

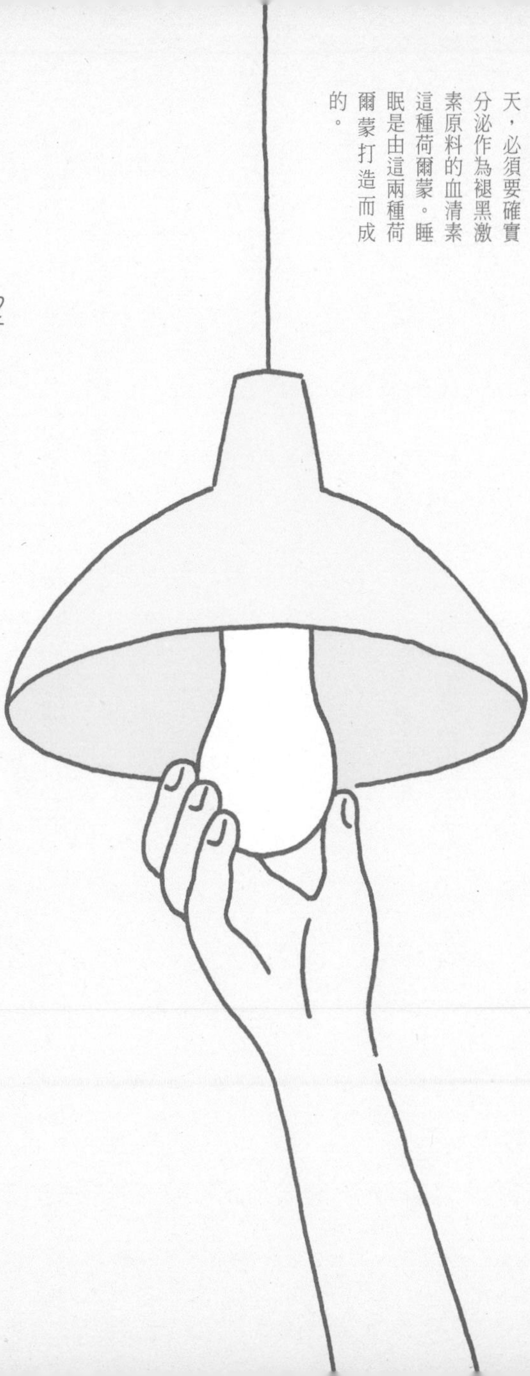

no.79

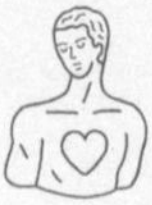

只打掃「光亮處」

雖然很累，但也只有在放假日才有時間打掃。
若大掃除起來，將會更憂鬱……

或許你曾有過疲憊不堪的經驗，
但有個小技巧可以推薦給每天都很忙碌的人。
請試著只擦拭廚房的水槽、水龍頭、浴室的鏡子等
會發光的地方。
只要這些地方變得亮晶晶的，
就能一口氣提升打掃後的滿足感。

這些都是眼睛所能看到的變化，也能帶給家人不錯的感覺。
近來，也有很多
能打掃得亮晶晶的掃除用品，
所以不用太辛苦，用點小技巧就能打掃乾淨喔！

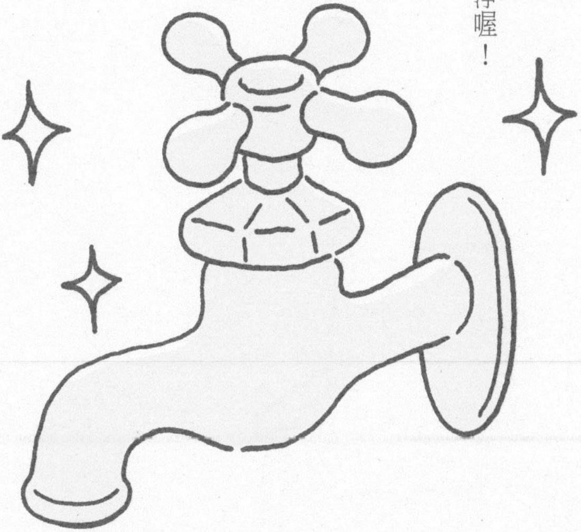

no.80

裝潢換成大地色

米色、棕色、黃褐色等已成為必備的時尚。
能讓人聯想到大地與自然的顏色
被稱為大地色，
只要穿上身，
心靈就會得到慰藉，
給人很沉靜的感覺。

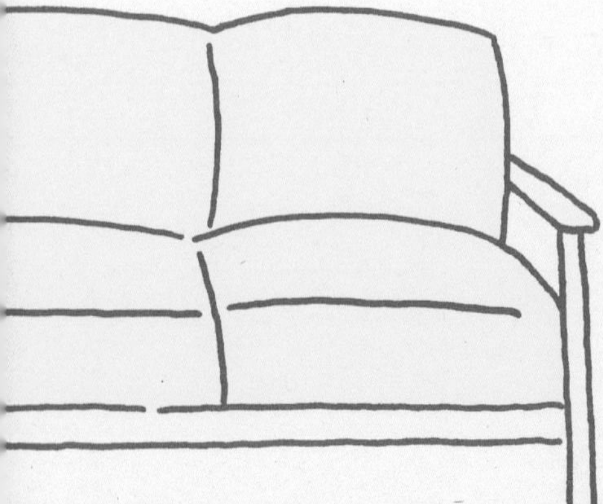

＊色彩心理

紅色給人感覺有著很強的能量，綠色讓人有安定感，因著顏色所固有的形象，也會在無意識中影響我們的心理。試著配合布景與目的來挑選室內裝潢或身邊的日用品顏色吧。

若想布置房間，
就用能療癒疲憊的裝潢吧。
藉由木頭或藤等天然材質的搭配組合，
將房間打造得有自然感。

大件物品如沙發、窗簾、床罩等，
小件物品如靠墊套、餐墊、
使用頻率較高的毛巾等，就換成大地色。
一定能變成可以放輕鬆的房間喔。

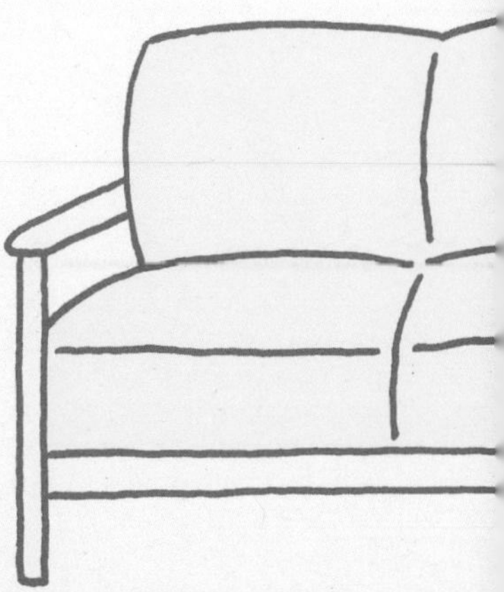

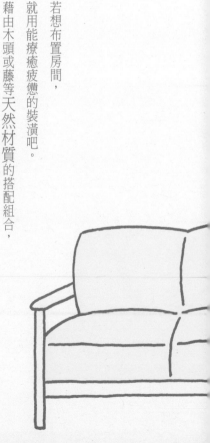

no.81

在辦公室裡增加藍色小物

有很多人似乎都能從天空或大海的藍色感受到「清爽」、「清潔感」、「舒暢」、「沉穩」、「平和」。

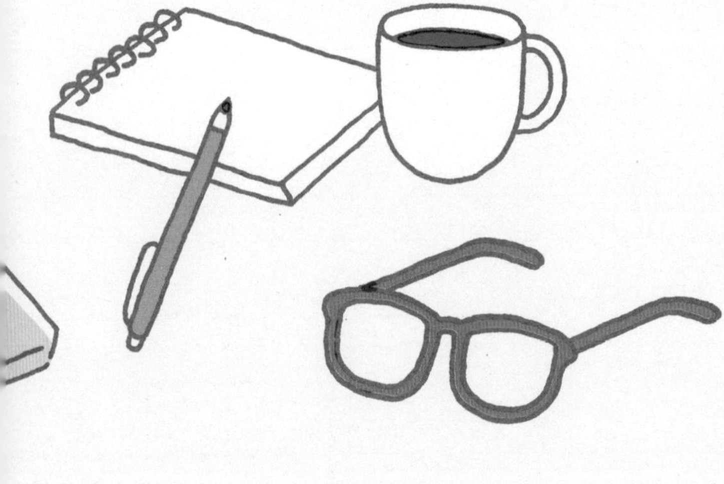

藍色有能提高專注力、
讓心情平靜下來的
心理效果。

在辦公室裡，把使用的小東西換成藍色，
就能有抑制煩躁，
或是提升工作效率的效果。
或許也有助於快速完成工作，增加休息時間。

順帶一提，藍色也能控制食慾，
可以預防吃太多。
因為壓力而無法抑制食慾的人，要不要來使用一下藍色的物品呢？

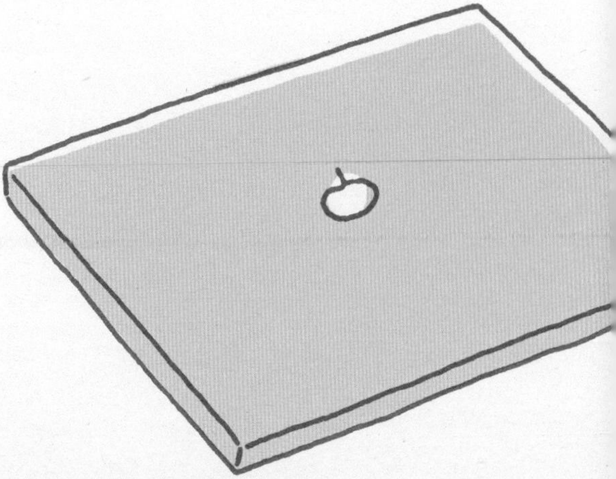

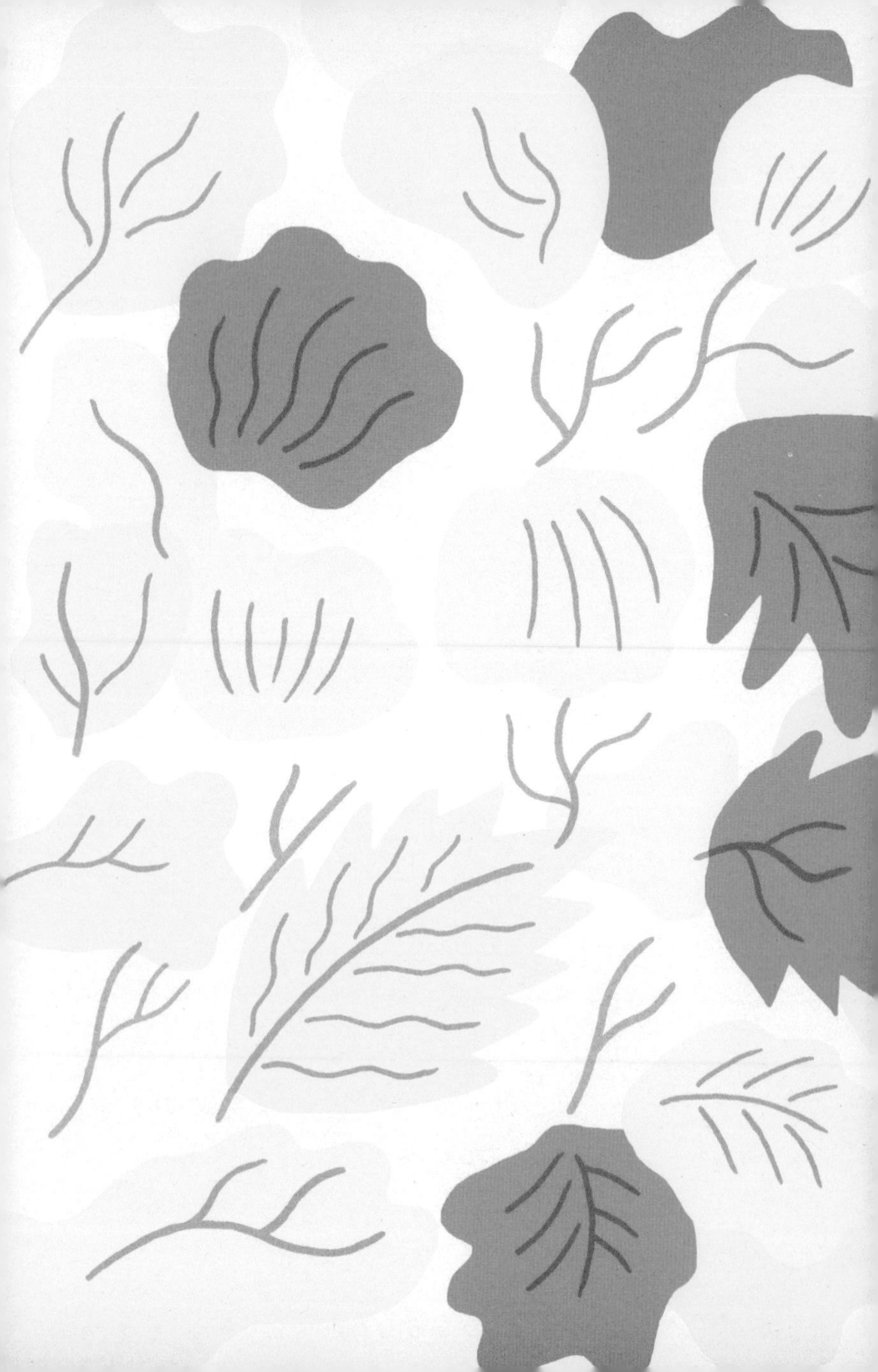

Level 3

每天都很累

若感覺難以消除疲勞，就觀察、調整自我。

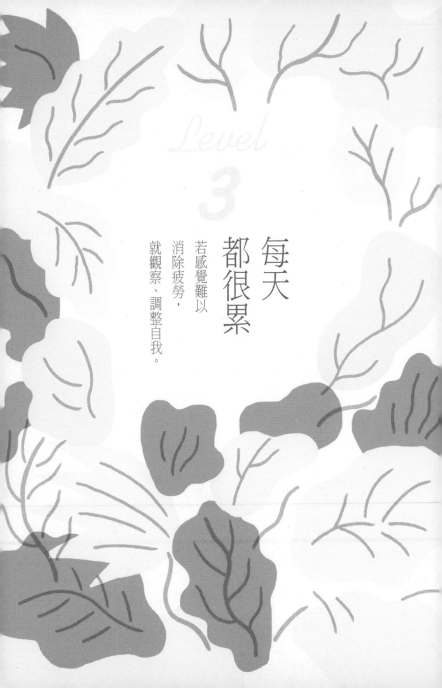

no.82

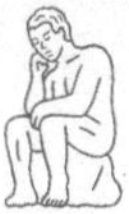

悠閒散步

健走的人似乎年年都在增加。
這運動屬於**適度的有氧運動**，
有助預防生活習慣病，或是
運動障礙症候群*，所以很推薦。

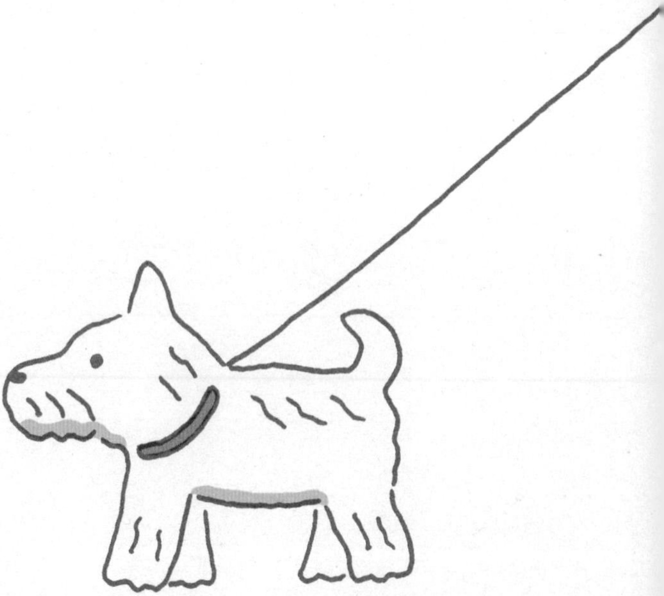

＊**運動障礙症候群**
因為運動器官的障礙而引起活動機能低下的狀態。

結束工作後，若無法提振精神去健走，
閒適的散步也很好。
沐浴在陽光下，感受著微風而走，
大腦與心情都會煥然一新。
身體與心靈也都能獲得良好的療癒效果。
工作上的創意想法、總是想不起來的人名、
今晚的配菜……或許全都會忽然靈光一現。

no.83 溫暖脖頸、手腕、腳踝處

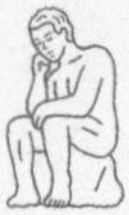

寒冷會成為壓力源，
有時也會擾亂自律神經，導致疲勞。

女性的肌肉比較少，身體容易寒冷，
尤其是「脖子」、「手腕」、「腳踝」，
這些地方的肌肉、脂肪都少，容易受寒。

有些穴道能有效改善虛冷與低體溫，
例如手腕的「陽谷」*，
以及腳踝附近的「陽輔」*。

冬天就用圍巾、能遮到手腕的手套、
長襪以及襪套等
保暖這三個部位吧。

＊陽谷

位在手背側、突出在手腕小指一側骨頭上的凹陷處。有改善手部疼痛以及肩膀僵硬等的效果。

＊陽輔

位在腳的外側，從腳踝起約五指寬的上方。有改善腰痛與虛冷的效果。

在夏天若會因為冷氣而覺得冷，只要經常備有圍巾就放心了。

反過來說，炎熱時，只要冷卻脖子，就會降溫。

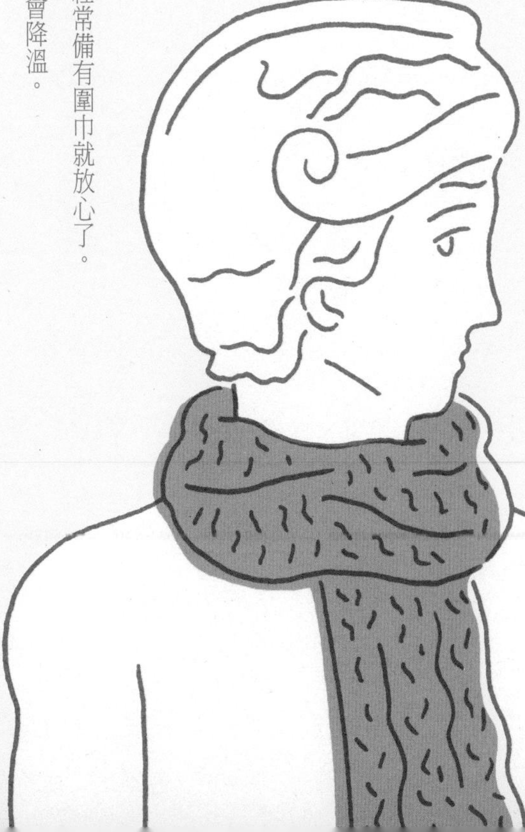

no.84

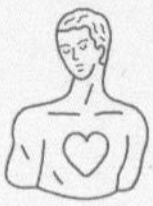

使用薰衣草或甘菊精油

使用從植物抽取出來的精油*（essential oil），
就是能調整心靈狀態與身體狀態的芳香療法。
精油有各式各樣的種類，
每一種香味各有不同，效能也各異其趣。

「想熟睡」、「想釋放緊張感」、
「想緩解眼睛疲勞與肩頸僵硬」的人，
建議使用薰衣草或德國洋甘菊。
要回復體力，則是葡萄柚、檸檬、
柚子等柑橘系比較好。

＊精油（essential oil）

從植物中萃取出，經濃縮後純度高的油。若使用錯誤會很危險，使用前要先確認注意事項。懷孕中或患有疾病的人，要先諮詢醫師後再使用。

只要利用香氛燈，
光線很柔和，也能夠很放鬆。

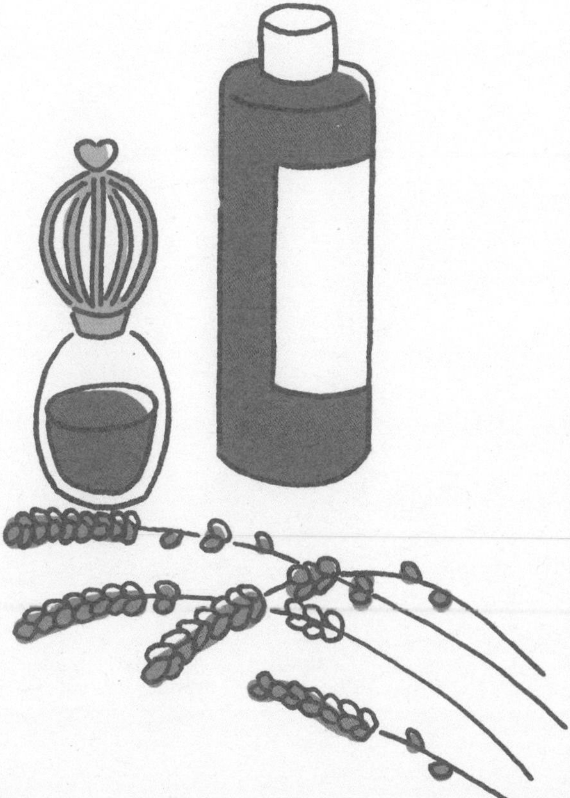

Level 3
每天都很累

no.85

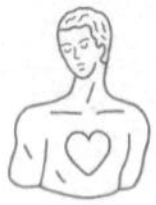

就寢前聽喜歡的音樂

療癒音樂、
睡眠用ＢＧＭ、
讓心靈沉靜的音樂、
放鬆音樂……

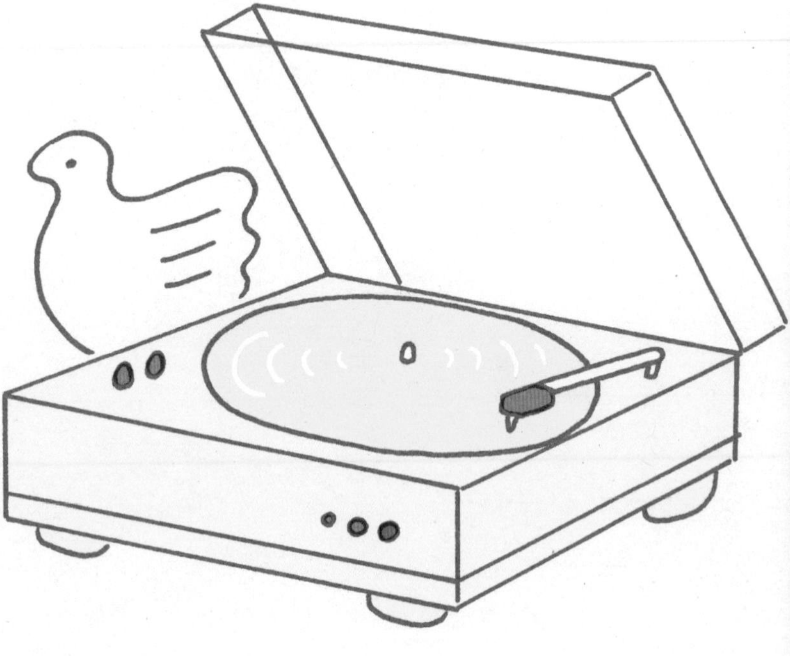

許多ＣＤ或音樂錄影帶都有
收集**療癒疲憊**的音樂。

如果有在睡前看電視的習慣，
在躺上床的**三十分～一小時前**，
要不要**改成聽音樂**呢？
有歌詞的歌曲無法讓大腦獲得休息，
所以要不要來聽聽舒服的ＢＧＭ或古典樂？
若是喜歡自然的人，可以聽聽**海浪音樂**的ＣＤ。

若感覺到有**睡意**，就是副交感神經居於優位，
能放輕鬆的證據。

no.86 看窗外

乾眼症是眼疾的一種，
滋潤眼睛表面的能力會降低，根源在於眼睛疲勞。

造成乾眼症的原因，可以列舉的有：
乾燥的環境、戴隱形眼鏡、ＶＤＴ症候群*等。

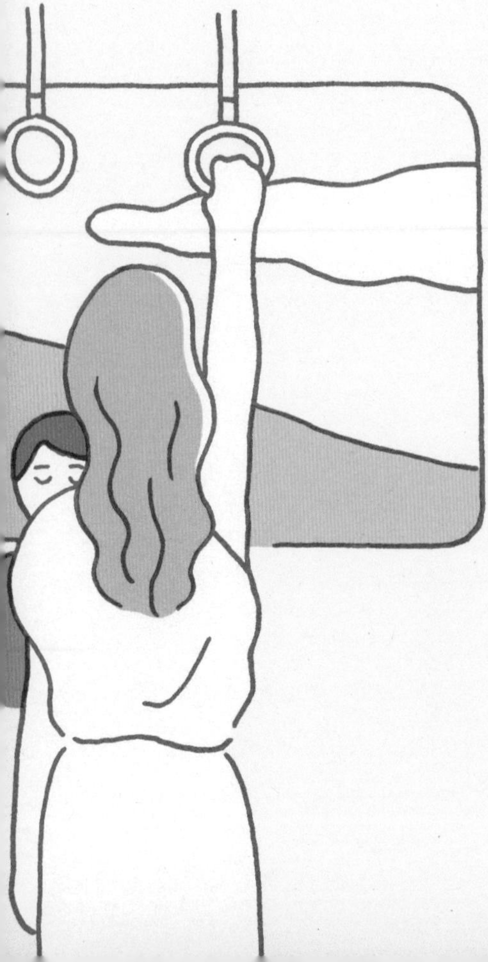

＊VDT症候群
因為長時間看著電子儀器的螢幕，用眼過度，以眼睛為首，影響到了身體與心靈，發生乾眼症及肩頸僵硬等症狀。

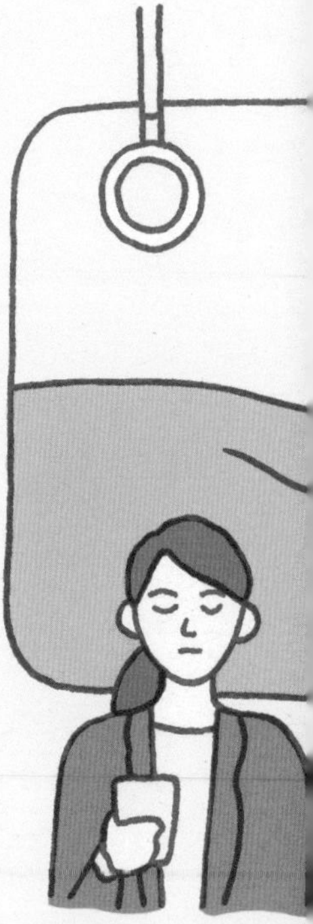

就性別比例來說，**女性**比男性容易罹患乾眼症。

若感覺到眼睛需要水分，能立刻做到的就是讓**眼睛休息**。

除了**閉上眼睛、溫暖眼睛，眺望遠方**也很好。

請在休息時間從辦公室的窗戶，或是通勤電車的窗戶看向遠方，讓眼睛休息吧。

no.87 一天照一次太陽

荷爾蒙在我們身體中有著重要的作用。
其中一種「血清素」，別名為幸福荷爾蒙。
這種荷爾蒙很重要，能調節身心的平衡，
而且也是製造能帶來優質睡眠的荷爾蒙——「褪黑激素」的重要來源。

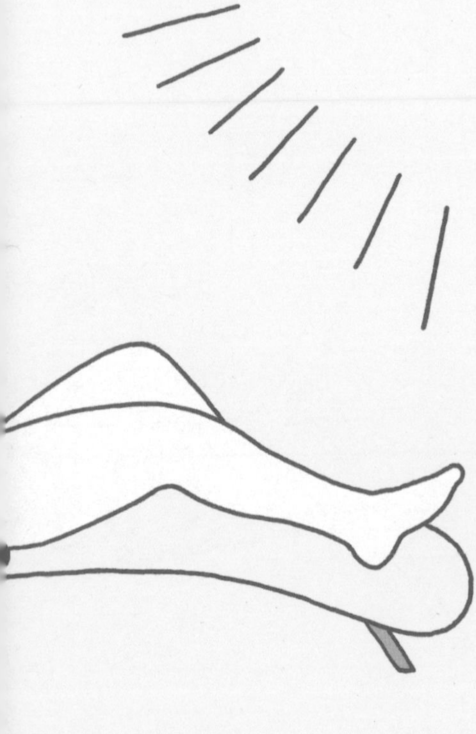

有一個促進血清素分泌的方法，
就是曬曬早上的太陽光。
起床後，如果是好天氣，可以去到庭院或是陽台，
或是散個步等，都很好。
趁著早上，紫外線比較弱，所以也比較放心。

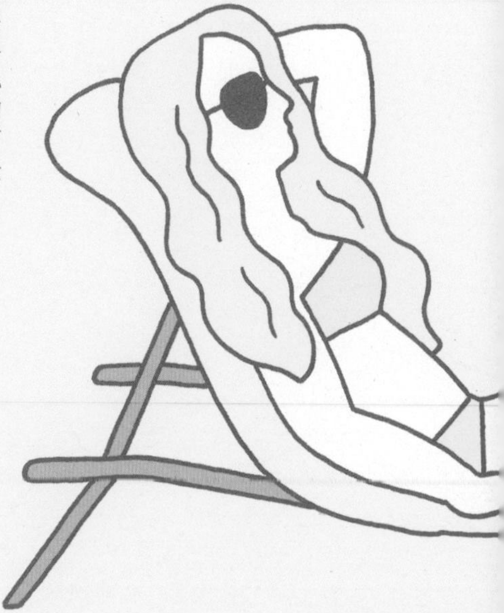

no.88

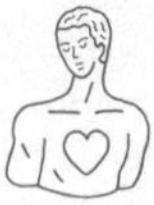

感動、活化大腦

最近有種說法是，
感受到疲累的是位在大腦的自律神經，
而非身體。

可以讓大腦休息，
但積極地活化大腦也有益於恢復精神。

做法很簡單。
大腦只要一感動，就會被活化，
所以可以聽好聽的音樂、看電影、
享受藝術、欣賞美麗的花等，
體驗出現在周遭環境中的感動吧！

不僅是心靈，也能帶給身體良好的效果。

no.89

撫摸寵物

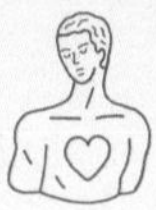

有養狗或貓的人，似乎真的很開心，也很幸福！
摸摸寵物，或是抱抱寵物的時候，我們的體內會分泌「催產素」這個荷爾蒙。
別名為「愛情荷爾蒙」。
據說作用有緩和壓力、改善疼痛、穩定心情並帶來幸福感。
單是說到愛犬、愛貓的話題就會覺得幸福，所以若撫摸到就更甚了。除了可以去熟悉的貓咪咖啡廳，也有租借小狗一起散步的服務可以選擇喔。

no.90

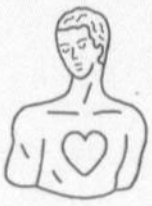

盡情說話

對女性來說，和氣味相投的朋友
無限暢談*是最快樂的時候。
若能說在家中或公司所不能說的話，
獲得「我懂啊！」的共鳴，
疲累與煩躁都會一掃而空。

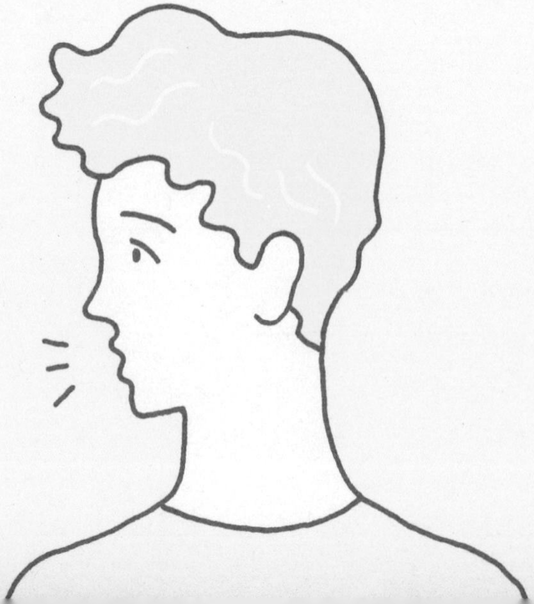

＊說話

說話時，也就是想著要用話語表達些什麼時，是位在左腦的語言中樞在運作。同時，包含自己的情緒在內，為讀取對方的情緒，右腦也會運作，其他還有職司記憶的海馬迴等也會運作。所以說話這件事能活化大腦。

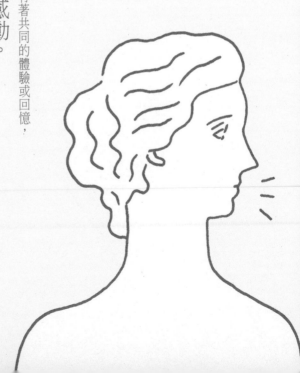

更好的是，因有著共同的體驗或回憶，
而能大笑、感動。
若能說話、大笑，順便吃吃美食，
就能湧現出面對明日的活力！

no.91

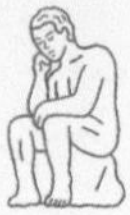

用修護指甲恢復精神

若因外出或與人見面的機會很多而感到疲累，
就要留段時間在家**安靜度過**，好好休息。

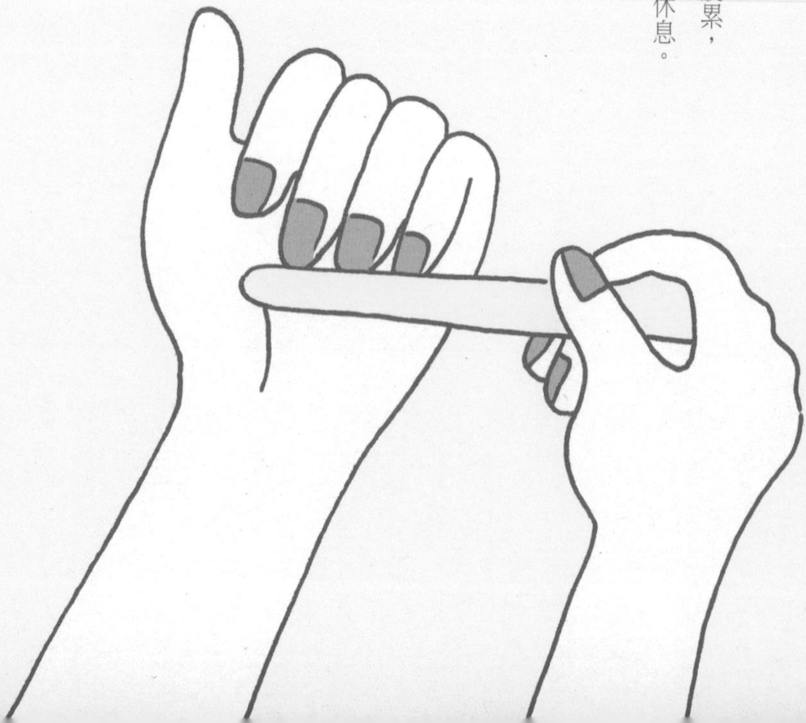

假如沒有疲憊到「什麼都不想做」，
要不要來做些在短時間內集中精神的事？

例如修護指甲。
修整好指甲的長度與形狀後，在意指甲的人會磨平指甲表面，
然後進行手部按摩。
最後塗上護甲底油，潤澤的指甲就完成了♪
即便是自我修護，也會有十足的好心情。

花時間照護自己，
也就是珍視自己，
會帶給心靈平靜喔。

no.92 睡前喝溫暖的飲品

睡不著時，經常有人會建議可以喝溫牛奶對吧？

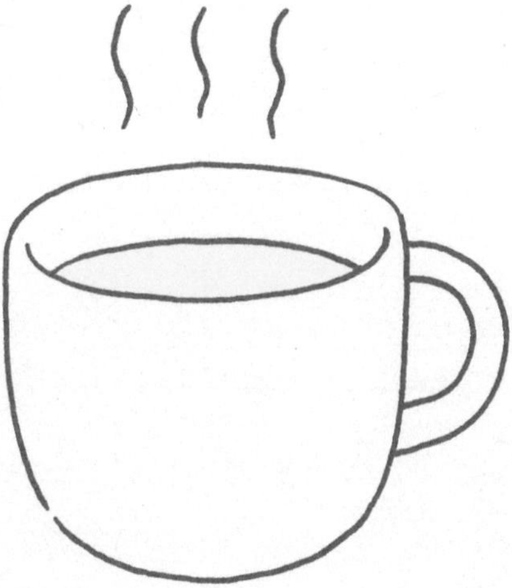

喝下溫暖的飲品後，溫暖腸胃，
讓身體處於休息狀態的副交感神經居於優位，
而且也能預防睡眠中容易出現的脫水。

「可是，很介意牛奶的熱量……」
這時候，可以喝甘菊茶或玫瑰花茶等
沒有咖啡因的花草茶，
白開水（參照頁一三二）也ＯＫ。
要避免喝熱呼呼的飲品，因為會刺激交感神經。

no.93

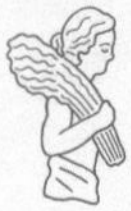

食用乳製品來提高睡眠品質

在睡眠中無法獲得充分休息的人數比例似乎年年都在增加。無法消除疲勞是一大原因，所以一定要好好思考如何改善睡眠品質。

其中一個應對方法就是飲食。

要促進可誘導睡眠的「褪黑激素」荷爾蒙分泌，就需要能安定精神的「血清素」這個荷爾蒙。製造血清素的是「色胺酸*」這個必須胺基酸，許多食物中的蛋白質中都含有這種胺基酸。

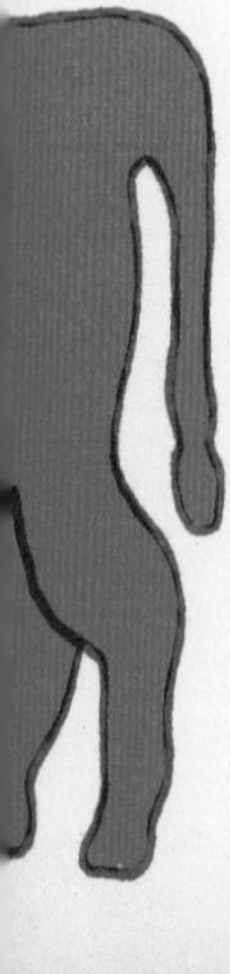

＊色胺酸

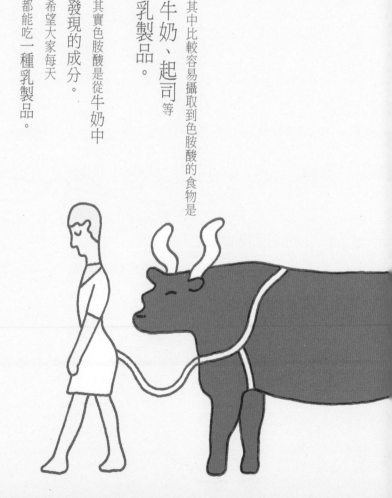

大腦中製造出血清素所必須的胺基酸。無法在體內自行製造，必須從飲食中攝取。以乳製品為首，大豆、蛋、香蕉等中也含有。肉類與魚類中也含有，但也包含了難以吸收色胺酸的胺基酸在，所以要搭配著碳水化合物以及維生素B_6一起攝取。

其中比較容易攝取到色胺酸的食物是

牛奶、起司等

乳製品。

其實色胺酸是從牛奶中

發現的成分。

希望大家每天

都能吃一種乳製品。

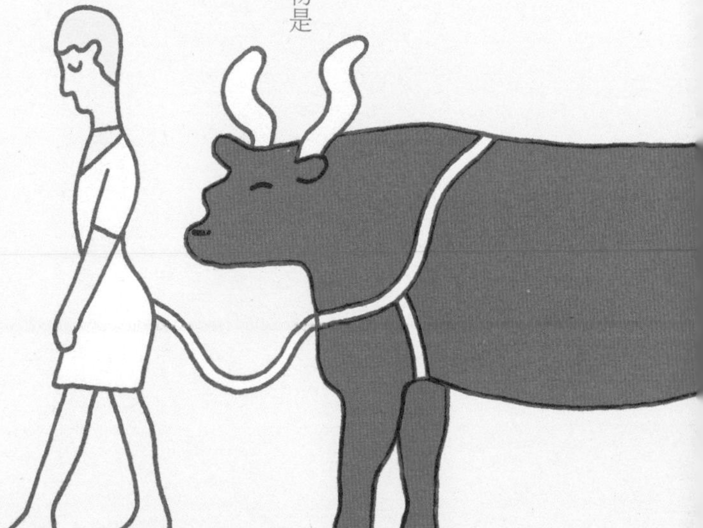

no.94

早上吃納豆

白飯的好朋友納豆，
也是含有色胺酸的食品。
因為是發酵食品*，很容易消化吸收，
有助於調整腸內環境，
除了能提升睡眠品質，
還可以讓身體健康。

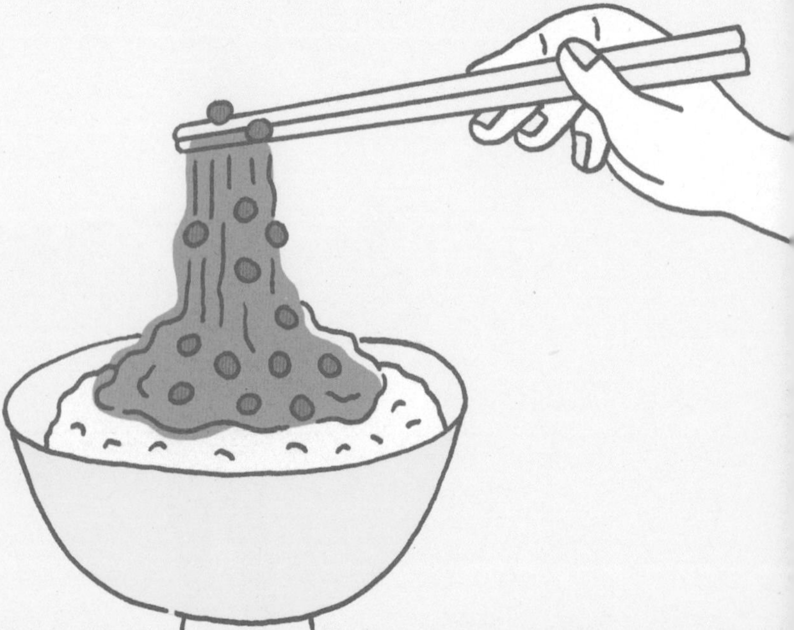

＊發酵食品

由黴菌、酵母菌、細菌這三種微生物分解糖、蛋白質後的食品。有菌類活動的食材都會產生變化，但人能吃的，也就是對人來說是有益的就是發酵；人不能吃的有害食物就是腐敗。

酵素的「納豆激酶」中有淨化血液的功效，所以據說在晚上吃比較好，但為了能獲取優質睡眠，早餐時吃也是個好時機。

褪黑激素是睡眠荷爾蒙，在夜晚昏暗時分泌旺盛，所以在早上就補給其材料色胺酸吧。

no.95 早餐吃香蕉

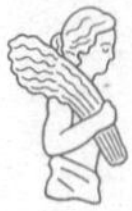

早餐若吃納豆與牛奶，就順便一起吃根香蕉吧！

色胺酸屬於胺基酸的一種，要製造出幸福荷爾蒙的血清素，
就需要維生素B_6、菸鹼酸、鎂等
營養素的幫助。
香蕉中就含有這些營養素。

希望大家能在飲食上用點心，促進血清素的分泌，
心靈平穩地度過一整天。

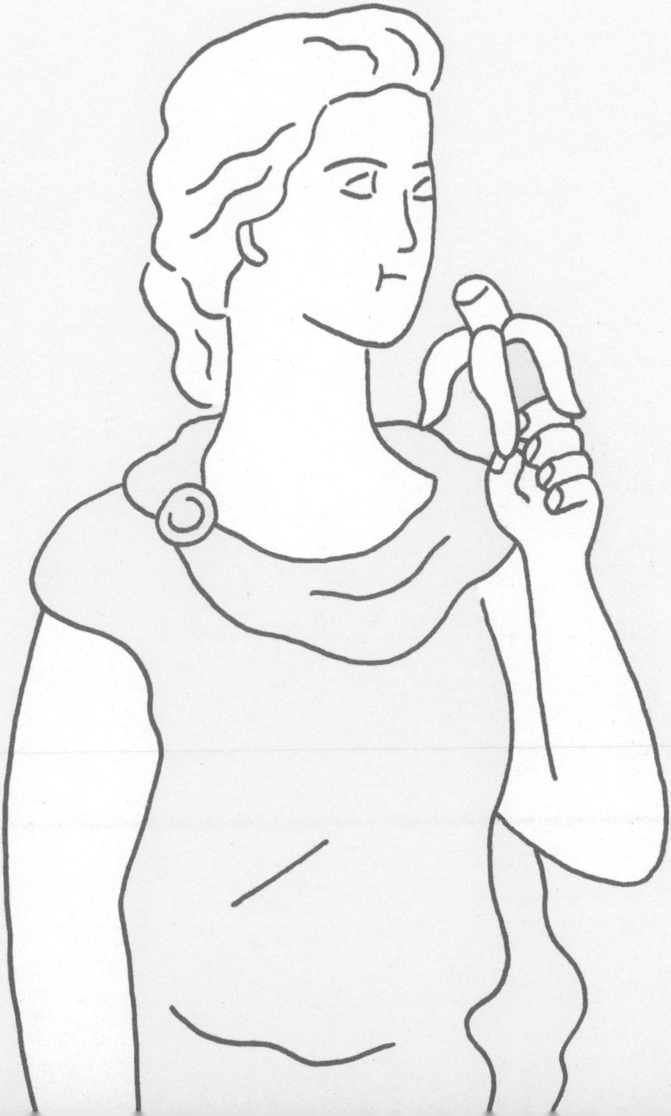

no.96

睡前避免喝含酒精的飲品

結束工作後喝點酒，就會覺得好像能放鬆下來。

應該很多人都會說：「我就是為了這一杯，今天才這麼努力的！」

但要注意飲酒不要過量。

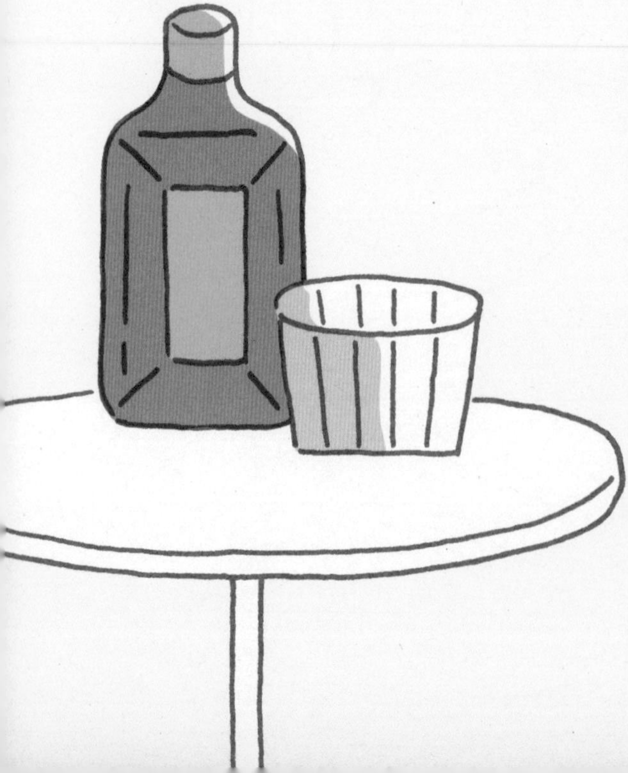

尤其是，若能避免在睡前飲酒，
隔天就不會殘留疲勞。

各位或許會覺得，睡前喝一杯能放鬆、舒適地睡覺，
但酒精會刺激交感神經，有時還會妨礙熟睡，
若酒精代謝了，失去了效果，中途還會醒來。
最好在睡前兩小時就停止喝酒，
睡得會比較深沉，隔天也會感覺舒暢！

no.97

刻意準備簡便料理

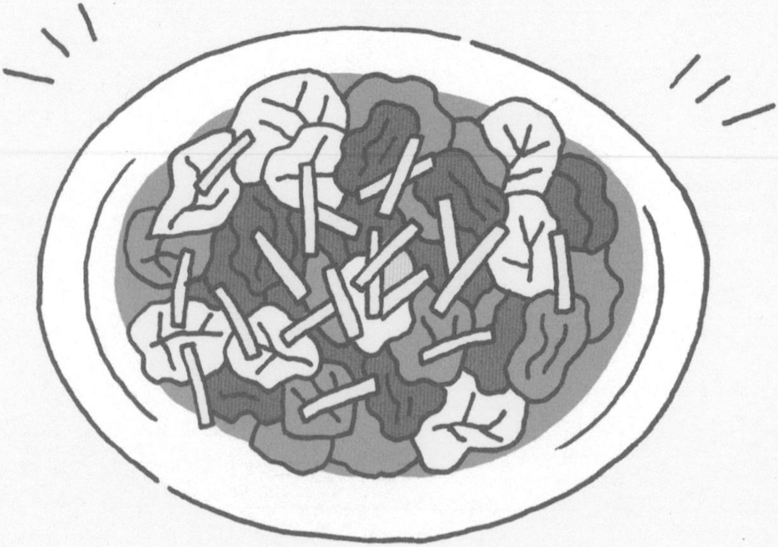

各位是否吃過「微波食品」呢？

只要將包裝好的生蔬菜、肉類、調味料等半調理食品，
直接用微波爐加熱，立刻就能完成一道料理。
將之裝到盤子上後，看起來就像是在家費心費力完成的一道菜，
不會有像是買現成品的罪惡感……

建議可以在
「今天已經沒有做晚餐的力氣了」的時候使用，
要是看到了微波食品，要不要試試看呢？

no.98 增加嚼口香糖的次數

經常咀嚼可以帶來許多的好處，像是「防止肥胖」、「預防牙齒疾病」、「靈活大腦」、「調整腸胃」等。

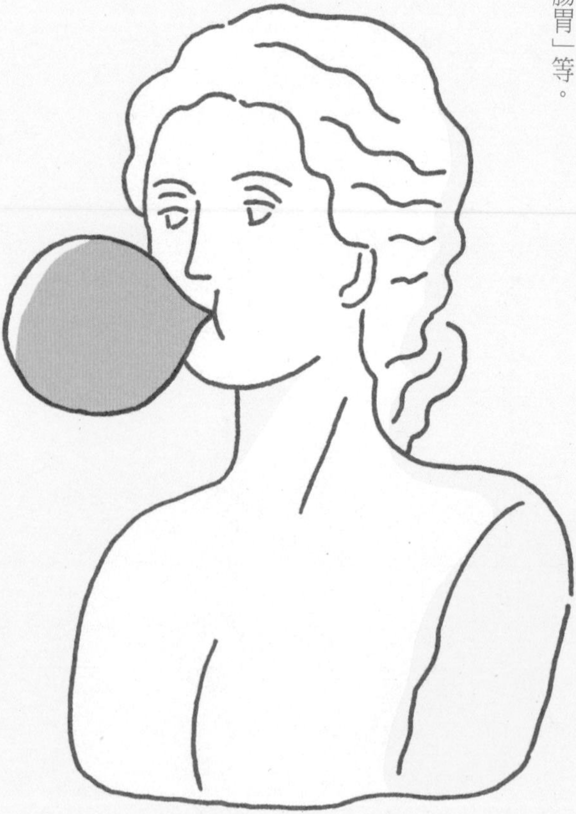

嚼口香糖能活化大腦、提升專注力、
促進幸福荷爾蒙血清素的分泌、放輕鬆。
工作中感到疲累，想離開辦公桌時，
請試著嚼口香糖。

口香糖的種類各式各樣，
有趕走睡意讓人精神為之一振的，
也有減輕疲勞感的。

no.99

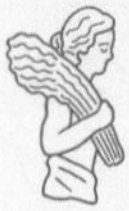

喝日本甘酒代替吃飯

有時候會因疲累而吃不下飯。
此時，喝一杯日本甘酒吧。
畢竟，甘酒的廣告文案是「喝的點滴」。
含有葡萄糖、維生素B群等
補充能量不可或缺的營養素，
有助恢復體力。

只要加入能溫暖身體的**生薑泥**，或是
有放鬆效果的**柚子皮**，
就能同時升級美味與功效。

也很建議灑一些
能消除疲勞的**肉桂粉**。

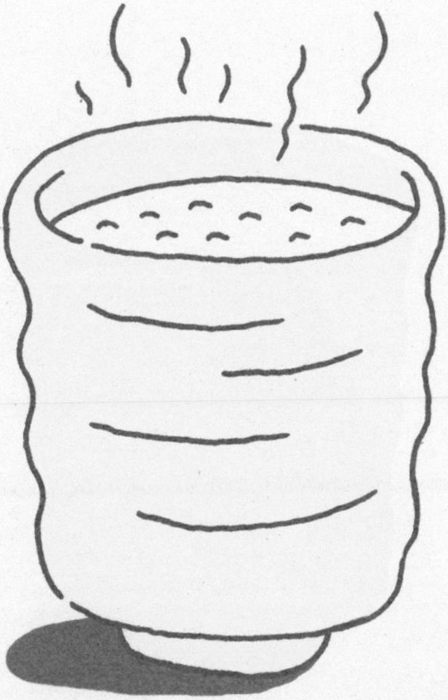

no.100

沒食慾時，就用暖色系的小東西

食欲過於旺盛很困擾，但沒有食欲也是個問題。

若是減少食量，

就無法補充必需的能量，

是造成疲憊的一個原因。

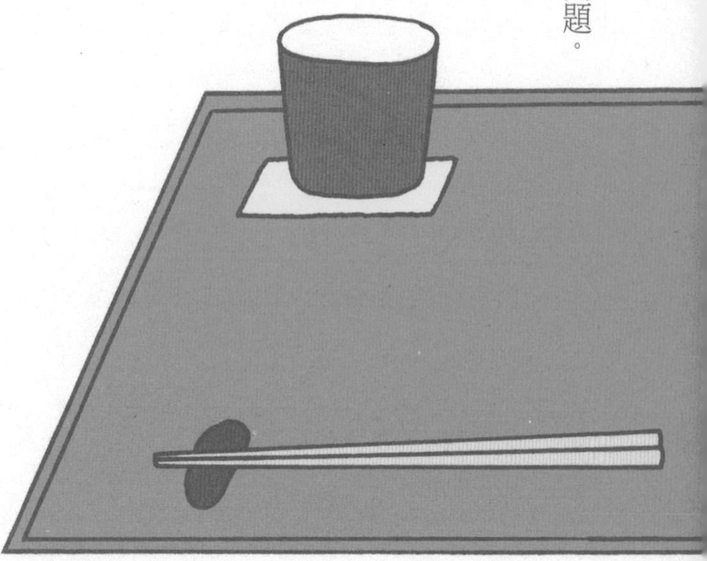

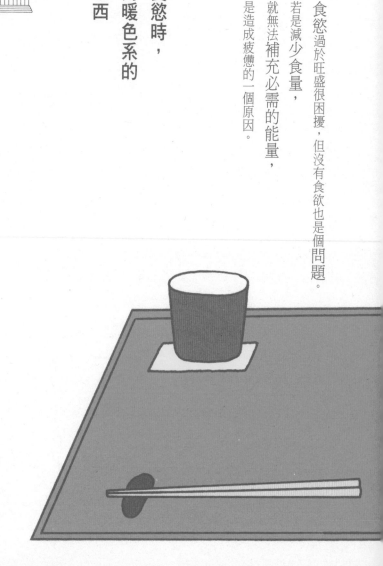

「莫名的就是不想吃東西」、「沒有食慾」的時候，
請將盤子或餐墊等在餐桌上使用的東西，
加入**紅色、橙色、黃色等**溫暖的顏色。
暖色系的顏色有**增進食慾**的效果，
也能**提振心情！**
不過，若一直沒有食慾，
最好還是諮詢醫師會比較安心。

no.101

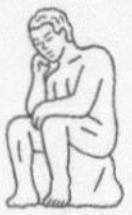

觸摸、拉扯耳朵

有在做整體或按摩的人，
或許曾聽過
「反射區」這個詞。

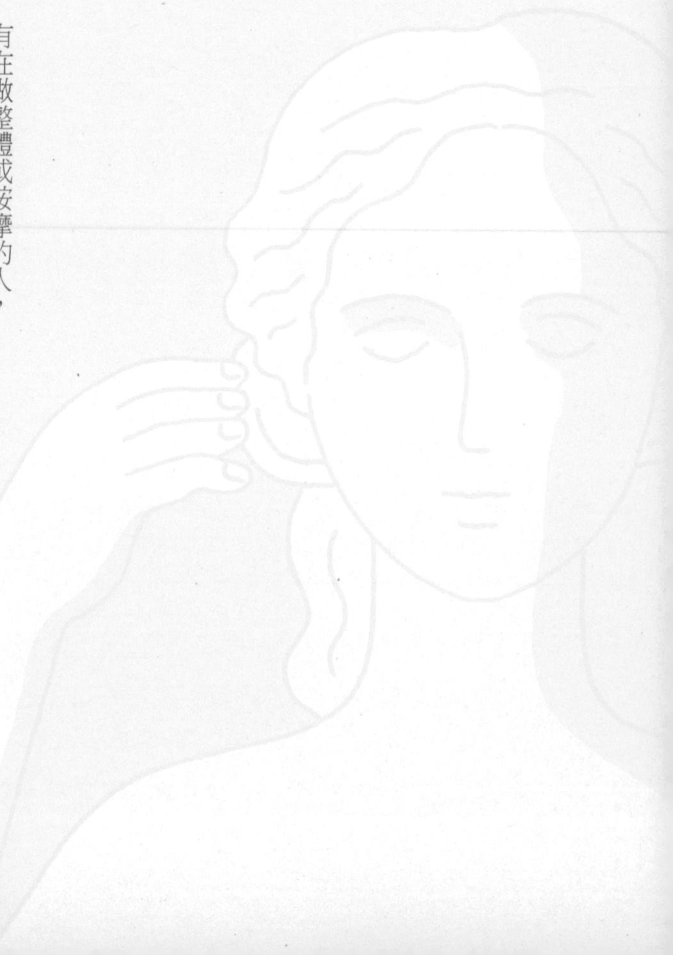

連結各臟器的末稍神經*
除了會集中在
腳掌、手心，耳朵（耳廓）也是其中之一。

耳朵是頭部的反射區，
觸摸時會感覺心情平靜了下來。

想舒緩壓力時，
建議用手指抓住左右兩耳，往上下、旁邊拉，
或是轉一轉。這樣也能刺激到內耳*。

＊末稍神經

從大腦與脊髓等中樞神經分出，分布於全身的神經。有職司內臟活動的自律神經、活動手腳的運動神經、傳遞感受給大腦的感覺神經。

＊內耳

位在耳朵最裡面的器官。有保持身體平衡的機能，頭暈、耳鳴都是內耳異常所引起的。

no.102

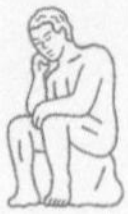

或許是「慢性上咽喉炎」

各位是否曾有過喉嚨癢、頭痛或是肩頸僵硬等，
持續原因不明的不適呢？
應該有很多人會覺得那是因為疲累，
但其實或許是「慢性上咽喉炎」。

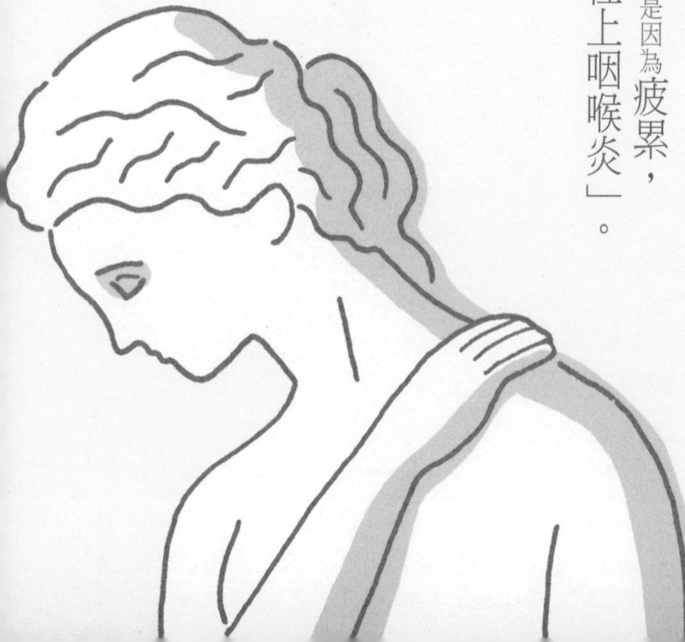

＊上咽喉

喉嚨的上部分，從鼻子吸入的空氣匯流的地方。因此也是最先會接觸到空氣中所含灰塵、病毒的地方。

這個疾病近年備受矚目。

上咽喉*位在喉嚨的上半部，

是**淋巴球與病毒、細菌等外敵戰鬥的地方。**

在與外敵戰鬥之際，會引起發熱或腫脹等炎症。

這就是上咽喉炎。

上咽喉的慢性發炎

與許多免疫失調以及荷爾蒙的不適相關，

也是偏頭痛以及某種腎臟病的原因。

no.103

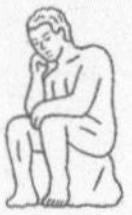

「慢性上咽喉炎」的成因是？

「慢性上咽喉炎」的成因為何呢？

感冒時，沒有好好治療，
加上體質的問題，
還有**自律神經失衡**也是原因之一。
低氣壓、寒冷、睡眠不足也有影響。

覺得喉嚨不舒服時，
試著用手指按壓**耳朵下方**一帶，
會感覺到**痛**的人，或許就罹患了慢性上咽喉炎。
有種治療法叫做ＥＡＴ（Epipharyngeal Abration Therapy，上咽喉炎擦抹療法），去專門的醫療機關接受診療也是一個方法。

但最重要的是不要累積壓力、
擁有優質的睡眠。
儘早消除每天的疲累與壓力吧。
建議也可以洗鼻、在頸後放置熱水袋，
或是輕輕按摩頭部。

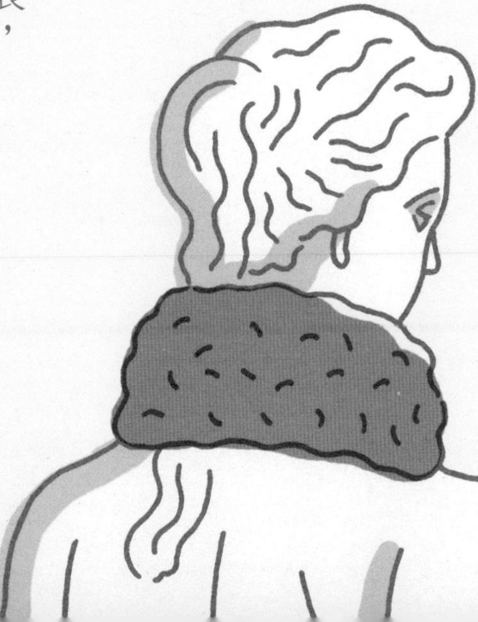

no.104 你是否缺氧？

請試著回想起專注於某件事上時的情形，例如工作或唸書等。

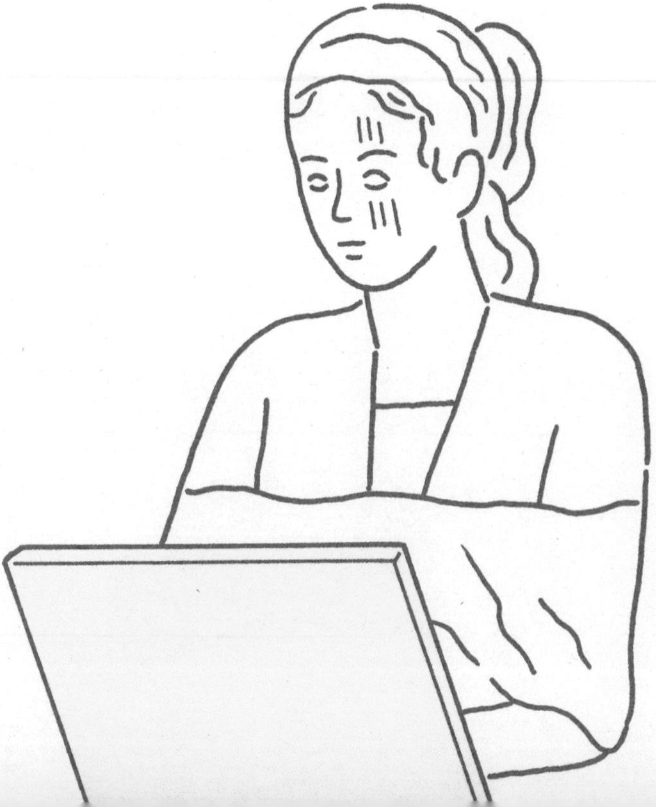

你是否屏住了氣息、呼吸變淺了？

若呼吸變淺或是頻率紊亂，
單只是這樣就容易感到疲憊。

我們一天要進行的呼吸次數是
兩萬次到三萬次。

為了不要發生「忘記呼吸了！」這種事，
緊張或專注時，
請更要留意呼吸。

no.105

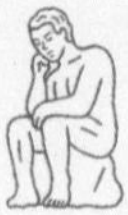

用鼻子呼吸，不要用嘴巴呼吸

若用嘴巴呼吸，感冒等病毒會直接入侵人體，
因而**容易生病**，
或是使得口腔乾燥、唾液量減少，成為口臭或蛀牙的原因。

為此，用**鼻子呼吸**會比用嘴巴呼吸來得好。

也與疲勞有關係，用口呼吸可能會**妨礙安眠**。
嘴巴保持張開的狀態容易形成打呼，
睡眠也會變淺。
隔天一早就會覺得「明明睡眠時間很夠，怎麼還是無法消除疲勞……」。

試著注意用鼻子呼吸吧。

為了不讓嘴巴在睡眠期間大張，
建議可以閉上嘴巴，
並用膠帶貼在中央。

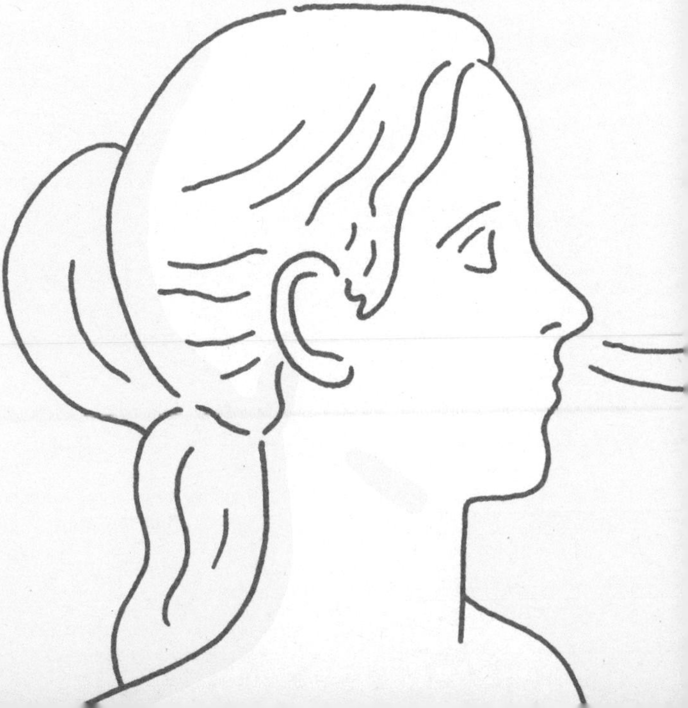

no.106 試著數你的呼吸數

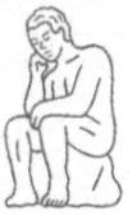

要調整身心，
深呼吸是不可或缺的。
若被工作或家務追著跑，
即便知道深呼吸、用鼻子呼吸很好，
但有時也很難做到呢。

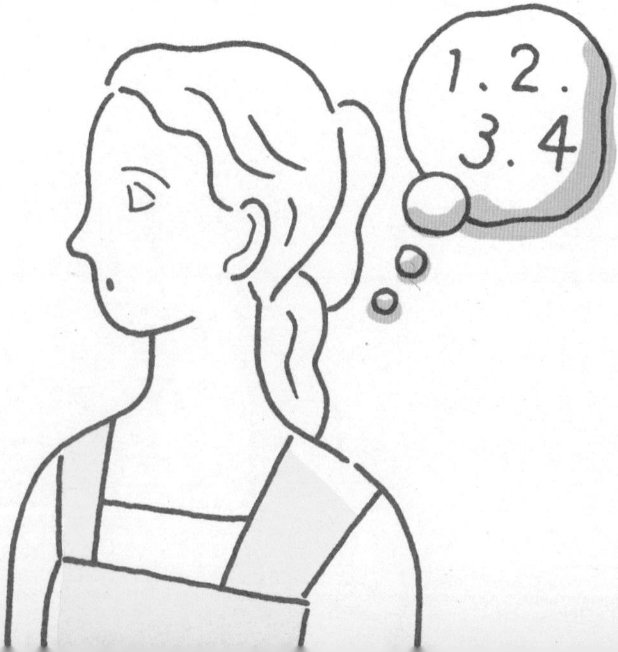

＊腹式呼吸

上下移動橫隔膜，使腹部突出、縮起的呼吸。另一方面，拓展、收縮肋骨的呼吸則稱為胸式呼吸。

這時候，

來試試一邊數呼吸數，一邊進行腹式呼吸＊吧。

一邊在腦中從1數到4，一邊從鼻子吸氣，

從1數到7摒住氣息。

然後從1數到8由嘴巴吐氣。

緩慢數數並呼吸，

花點時間，留意橫隔膜的活動。

橫隔膜上有自律神經叢集，

所以能調整自律神經的平衡。

用餐休息時間或去如廁時，

請用「深」、「長」呼吸試試看吧。

no.107 週末去買花

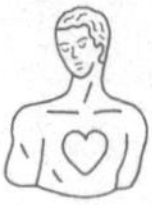

花能緩和、穩定心情。

只要擺上一朵做裝飾，每回看到時，心靈就會受到療癒。
花店中有許多種類的花，從中去做挑選也是一種樂趣。

把花當成禮物送給近來很忙的家人或朋友，
他們一定也會很開心，
所以在回家途中，要不要順道繞去花店看看呢？

順帶一提，太陽花的花語是「希望」，
鈴蘭是「幸福再度來訪」，
罌粟花是「體貼」，
矢車菊是「幸運」、「信賴」。

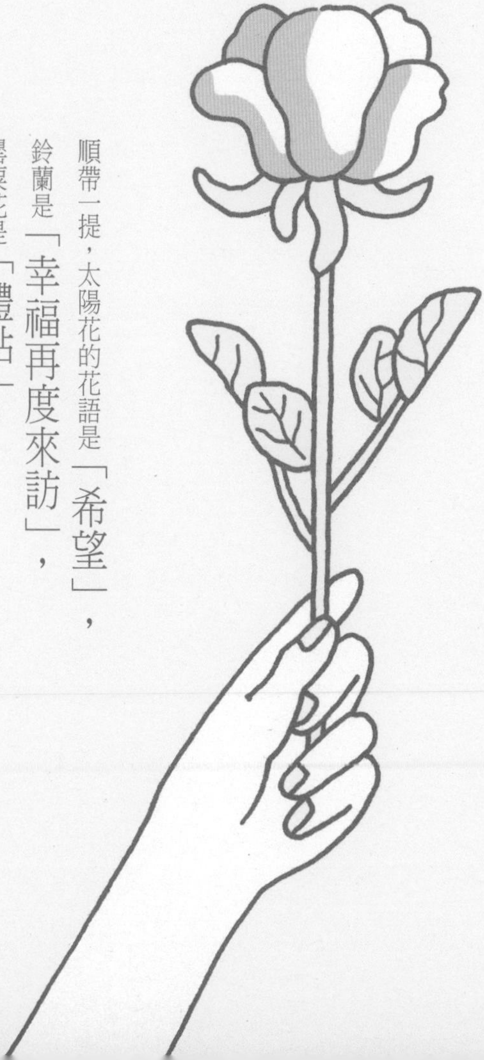

no.108

或許是氣象病

天氣變差或氣壓改變時，
各位是不是會因為
頭痛、暈眩、低血壓、憂鬱等不適而煩惱呢？

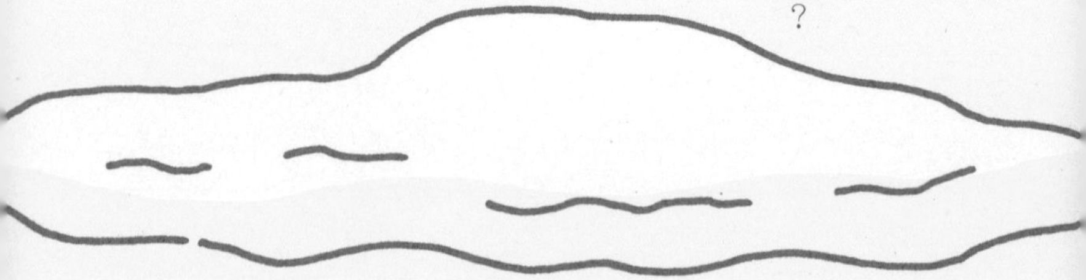

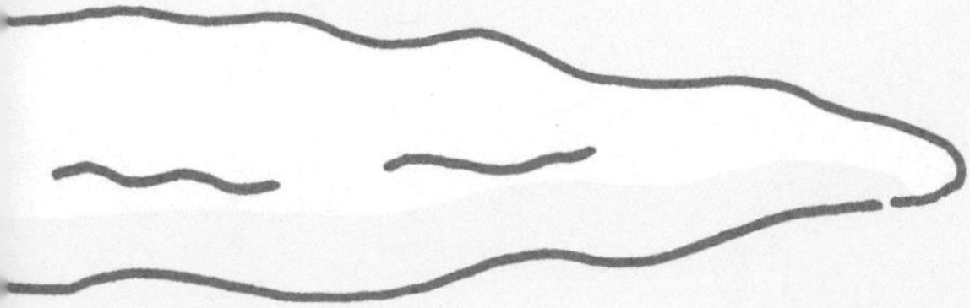

像這些因為氣象的變化而導致的疾病，
就稱為「氣象病」，有研究報告指出，
耳朵（內耳）敏感的人或許比較容易罹患。

內耳若容易受到氣壓的影響，
自律神經就會受到過度的刺激，
交感神經與副交感神經就會失衡。
這將會出現各式各樣的身體不適。
覺得無法消除疲勞、身體很沉重時，
或許就是氣象病。

這時候要留心，過著規律的生活，
若不適一直持續，就去醫院吧。

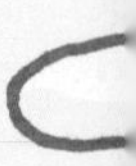

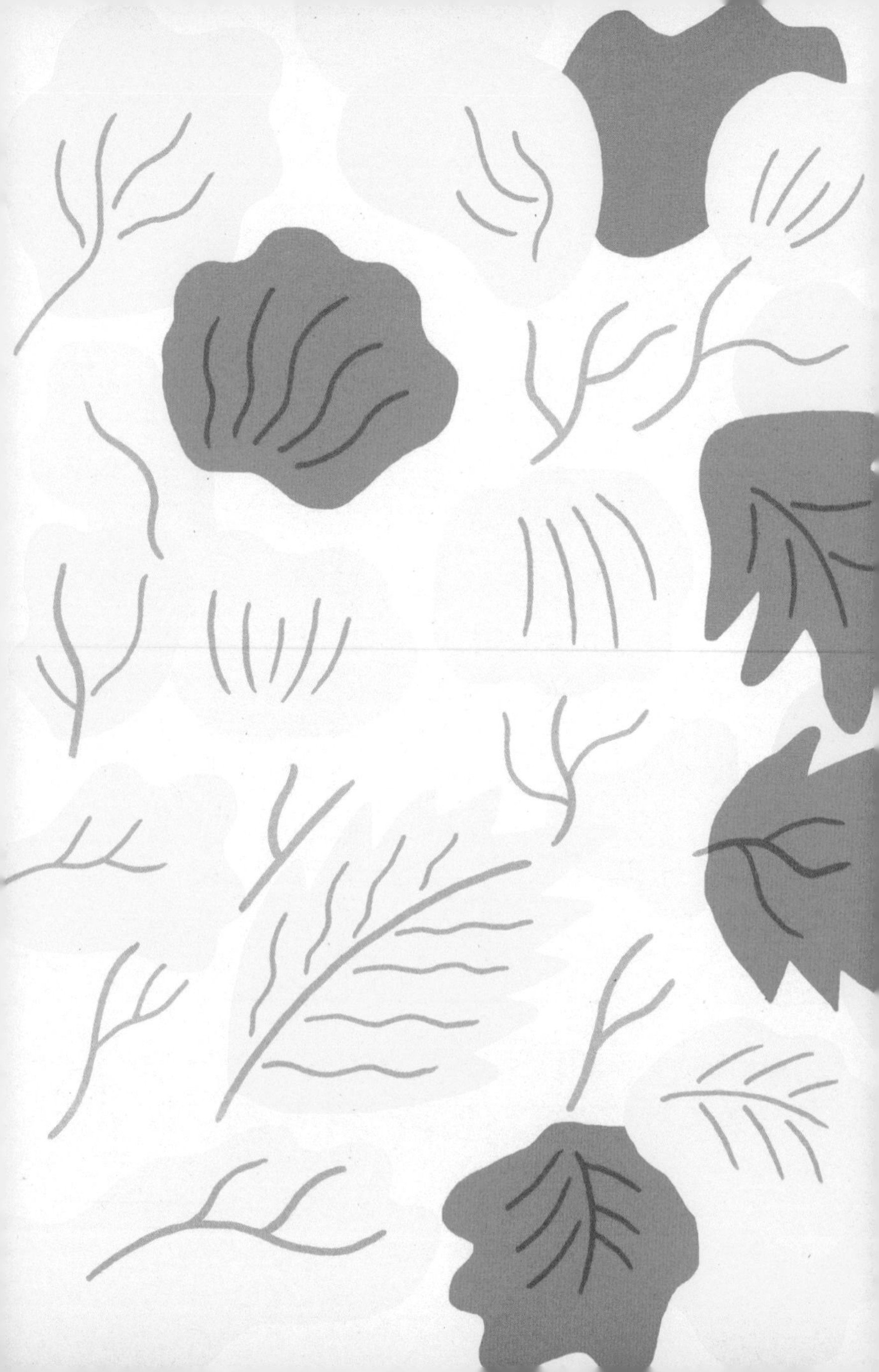

Level 4

快撐不下去了

沒有力氣、
倍感疲累之時，
就是要對自己好一點。

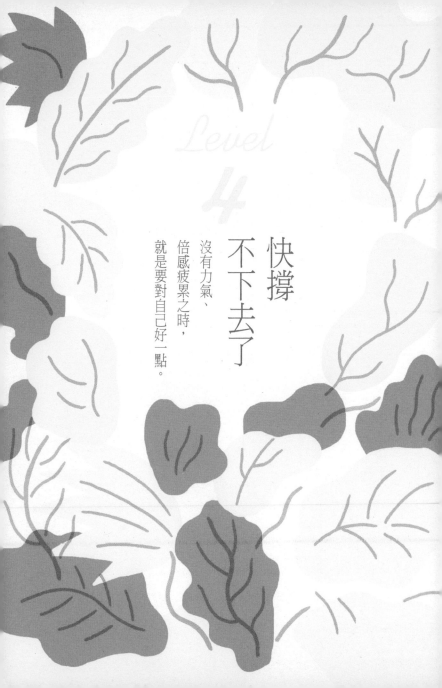

no.109

生理期不順時就停止減肥

生理期極大地影響著女性是否能舒適過日子。

生理期若很順，

就能減輕身體不適，**身體**也會感到很輕鬆。

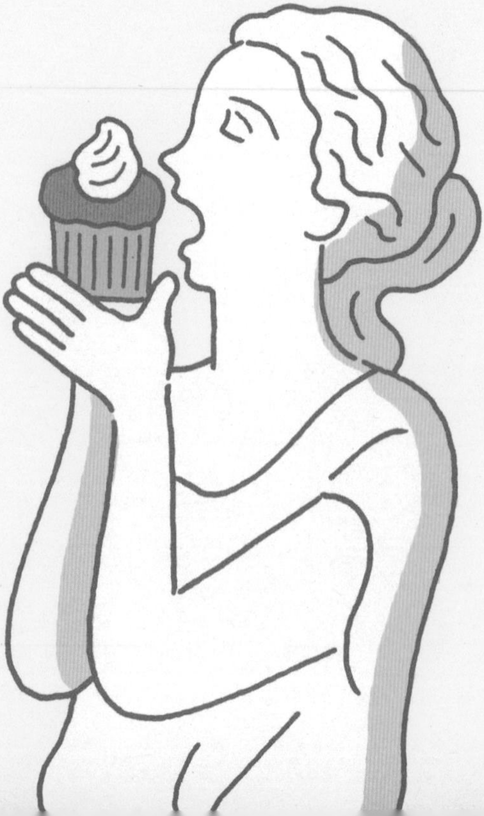

＊生理期不順

生理期（月經）自開始後到下個生理期開始的前一天稱為月經週期。正常情況下，在二十五～三十八天以內的週期會出現生理期。雖然平常週期都是二十八天，但這個月卻是三十五天時，也是正常的範圍，但若平常週期都是二十八天，此次卻超過四十天時，就是生理期不順。

而且，為了保持女性荷爾蒙的平衡，
留心過著規律的生活以及飲食很重要。

若在減肥中，就更需要注意。
勉強的減肥會導致生理期不順，
除了避免極端的限制卡路里，
也要避免營養不均的飲食法。

疲累時，要以恢復體力為優先。
要不要稍微暫停一下減肥呢？

no.110

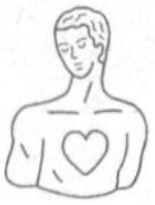

忘了一切，去溫泉旅行

週末時，不妨忘了工作與家事。
要不要出個遠門去泡泡溫泉呢？

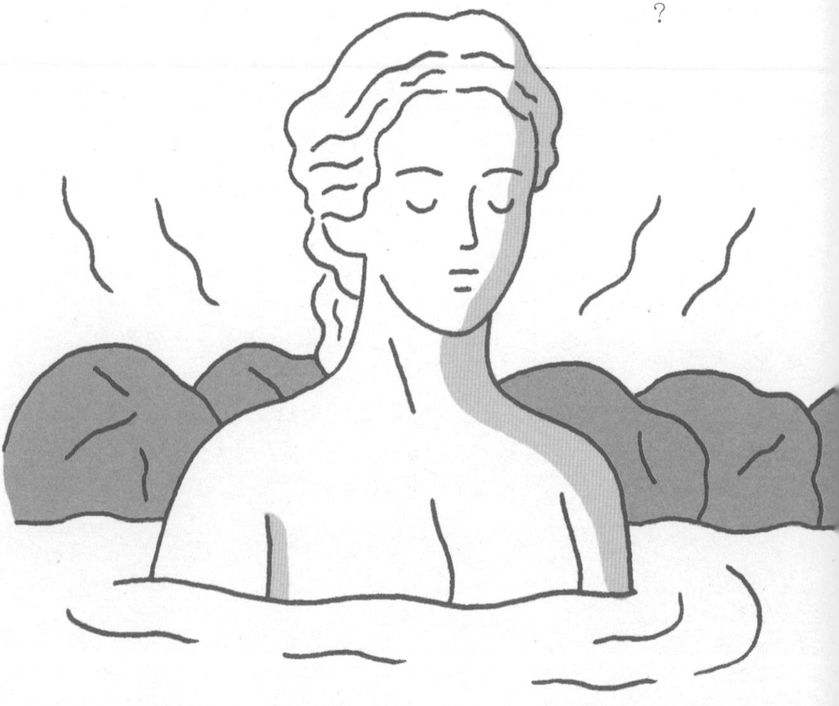

泡在溫泉裡，伸展身體，
吃美食，享受與日常不同的景色，
這樣就能讓身體與心靈都重新振奮起來。
當日來回也可以。

不過，泡熱熱的溫泉湯時，若覺得難得來一趟就泡得久一些，
有時反而會覺得累。

總之就是不要勉強。
這是消除疲勞的鐵則。

no.111

去做全身美容
以當作獎勵

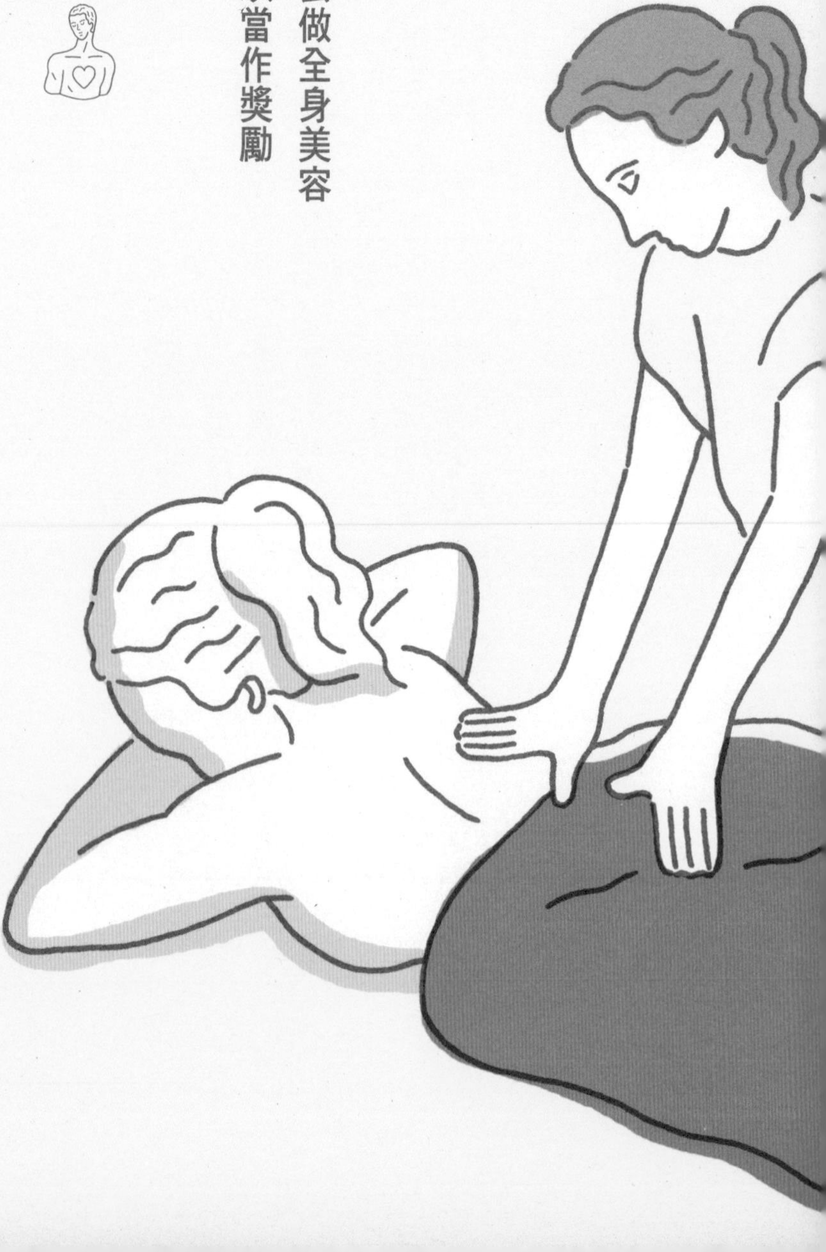

就算無法去溫泉，
若是在家附近做週末美容，移動距離短，也很輕鬆。
除了臉部護理，
淋巴按摩與頭皮按摩也很好喔。

放鬆一下，修整身心，
肌膚就會變得光亮，頭髮也有光澤。
不用過分奢華，藉由照顧、保養自己，
你的心靈是否也變得閃閃發光了呢？
做好週末結束後能精力充沛活動的準備吧。

no.112 寫出壓力

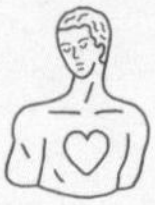

難以釋放的壓力。

我們的身體一感受到壓力，
交感神經就會居於優位，煩躁程度就會上升。
若持續這樣的狀態，一定會睡不好。
不僅肌膚、腸胃的狀況會變糟，心情也會低落。

上床前，
試著在筆記本上寫下
無法對人說的憤怒與失望。

試著一吐腦中所想的事，意外地很暢快。

這也能整理好自己的心情。

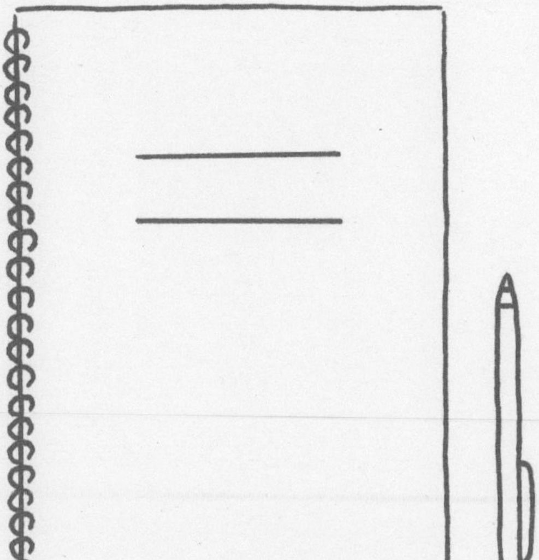

no.113 戒掉甜食

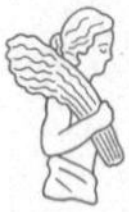

疲憊時，吃點甜的東西就會感到幸福。
這雖是如獎賞般的開心，但最好還是有點節制。

原因就在於血糖值。
一旦吃了含大量糖分的甜食，
血糖值會急速上升，然後急速下降。
這麼一來，荷爾蒙會異常，容易焦躁不安，
或是想睡，
結果既無法提升作業效率，也會增加疲勞。

若是嘴饞，吃點堅果忍一下，就會平復下來了。

no.114 利用睡眠APP

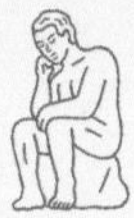

早晨，心情舒暢地**起床**就是讓人覺得**舒服**。

難以起床的人，可以試著利用
手機上的睡眠ＡＰＰ。
睡眠中，會重複深層睡眠的非快速動眼期，
以及淺眠的快速動眼期，
但只要利用ＡＰＰ，
就能在**快速動眼期時讓鬧鐘響起**。
能不妨礙熟睡，**順利起床**。

也有**記錄睡眠狀態**的功能，
推薦給想知道自己是否睡得好的人，以及想消除疲累的人使用。

no.115

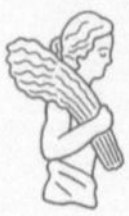

規律飲食

一天二到三餐

盡可能在固定的時間用餐，
這對打造不易發胖的體質很重要。
同時也非常有助於調整自律神經。

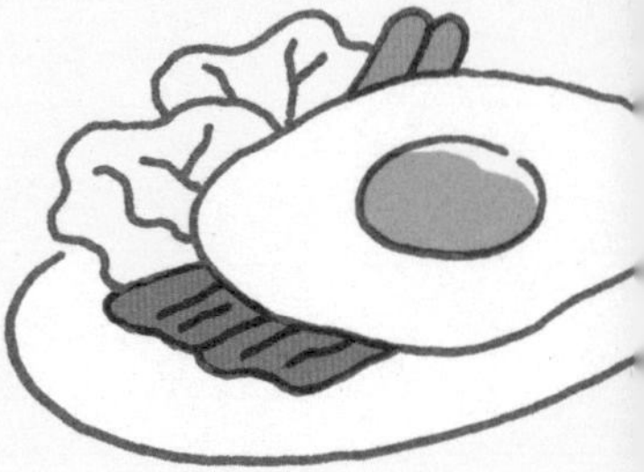

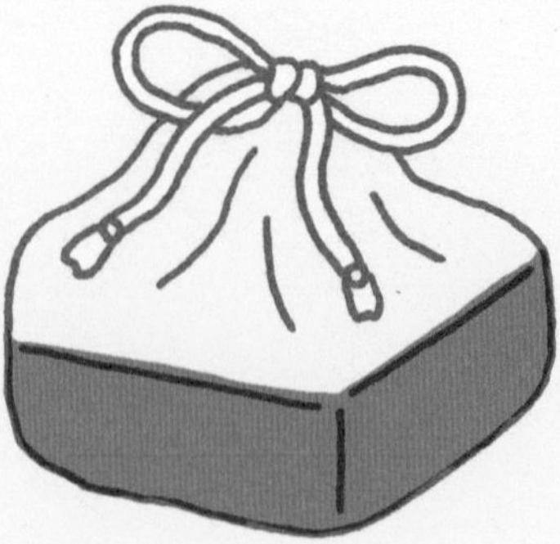

若吃飯時間不規律，
或是起床、就寢的時間都不一樣，
交感神經與副交感神經就會失衡，
以疲勞與煩躁不安為首，
成為導致不適的原因。
即便是在忙碌而怎樣都無法於固定時間內用餐的情況下，
也要留心盡可能規律飲食。

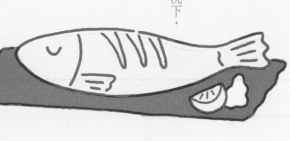

no.116

食用藥膳

「藥膳」是以中國醫學智慧為基礎的飲食法。
每個季節中都有吃下後對身體好的食材，
我們可以用顏色來判斷。
把這樣的觀念也採用至家庭料理中，
幫助遠離疲憊與不適吧！

春天：青色（綠色的）食材
芹菜、油菜花、竹筍、高麗菜、
野菜、裙帶菜、酪梨等。

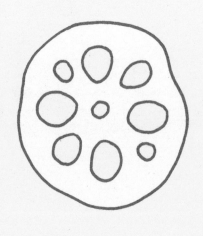

夏天：紅色的食材

番茄、茄子、西瓜、茗荷、

桃子、紅豆、章魚、沙丁魚、牛肉等。

長夏（梅雨）：黃色的食材

玉米、南瓜、甜椒、

芒果、馬鈴薯、黃豆等。

秋天：白色的食材

山藥、蓮藕、蕪菁、白蘿蔔、

水梨、魷魚、豬肉、起司、優酪乳等。

冬天：黑色的食材

蝦子、牡蠣、核桃、牛蒡、黑芝麻、

鹿尾菜、綠花椰、小松菜、雞肉等。

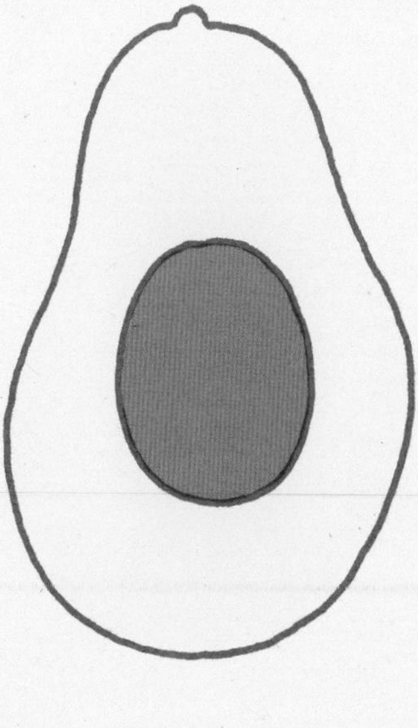

no.117

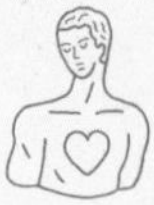

在公園進行森林浴

「活化副交感神經的運作」、「緩和壓力」、「回復精力」、「降血壓」，這些都是森林浴可以帶來的效果。

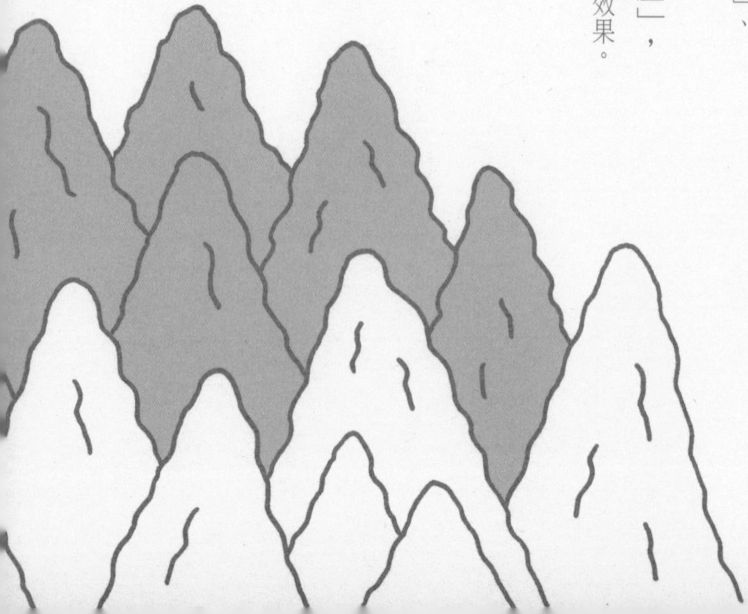

一般認為，從樹木散發出來的香氣＝芬多精*，
有**療癒我們身心**、
提振精神的效果。

無法出遠門去**山林**或**高原**時，
試著去造訪**綠意盎然的公園**等地方吧。

＊芬多精

是樹木等植物所擁有的揮發性物質，受到傷害時就會放出。一九三〇年左右，在俄羅斯被發現。既是香氣的成分，也有放鬆的效果。

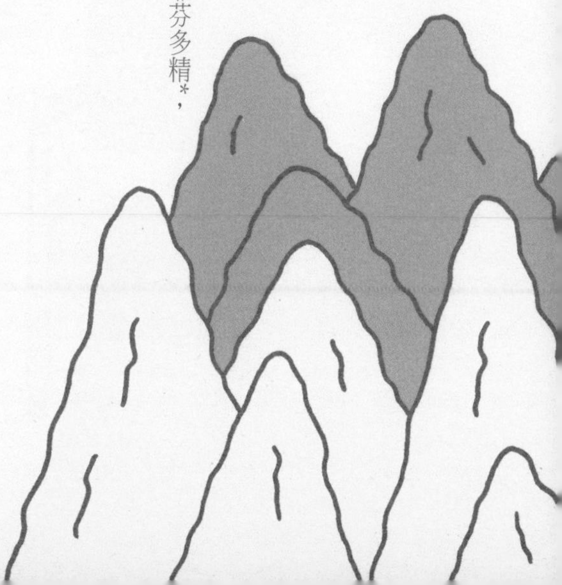

no.118

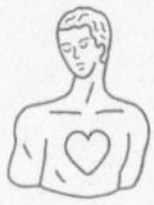

打造沒有任何計畫的休假日

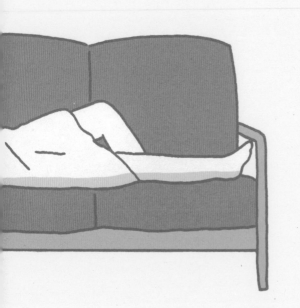

週末沒安排預定計畫就覺得不對勁、無法安心的人，一定是不擅長消除疲累的人。

若能打心底感到開心、能提振精神還好，
但若只是陪著去做，或是不太願意還去參加活動的情況，
只會在平日的疲累上更增加一層疲累。

要不要刻意打造一個
在早上起床時會讓你想著「今天要做些什麼呢？」的休
假日呢？

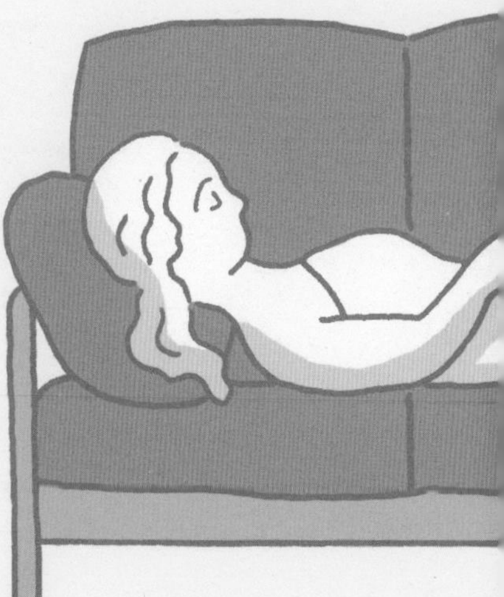

no.119

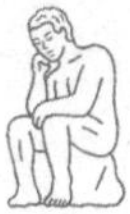

或許是睡眠呼吸中止症？

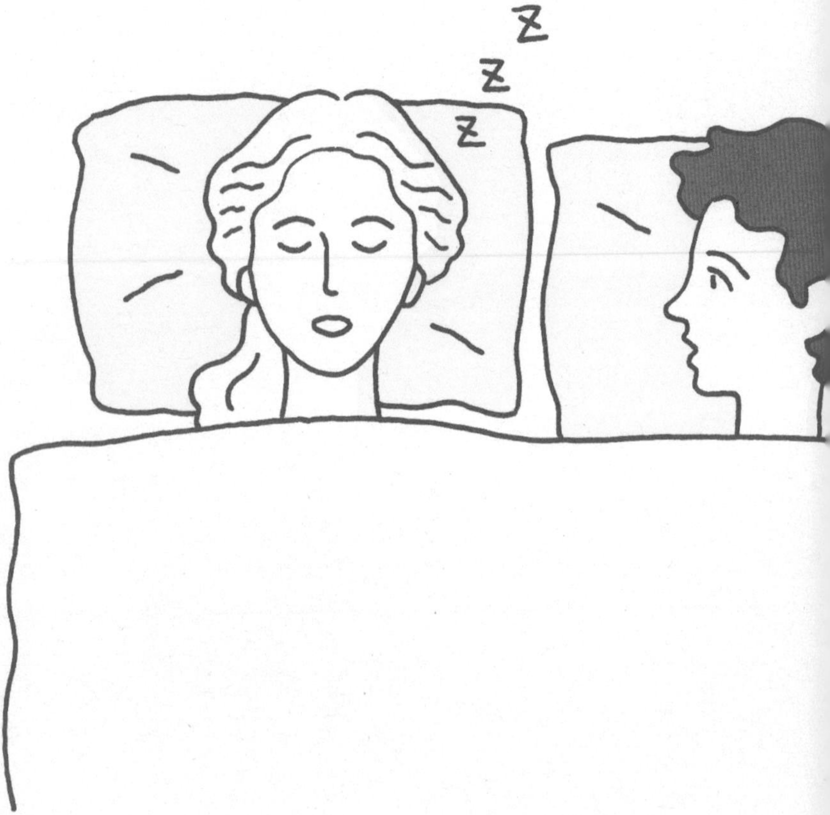

睡眠呼吸中止症（參照頁四十八）是在睡眠中會停止呼吸。

若心理有點譜，知道在睡覺時會「打呼」、「覺得喘不過氣」、「嗆到」、「醒來好幾次」，或是起床時覺得「口乾」、「覺得沒睡好」、「身體沉重」，或是白天也覺得「很想睡」、「慵懶、疲憊」，**就要注意。**

有伴侶的人可以試著問對方，自己在睡眠期間是否有停止呼吸。

這是女性也會罹患的疾病，也會增加罹患高血壓等**生活習慣病**的風險，若心中介意，就去接受檢查吧。

no.120

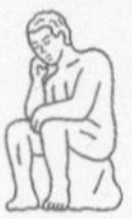

嘗試適合自己體質的漢方藥

漢方中認為「氣」是生命的能量，
「血」相當於血液，
血液以外的體液則相當於「水（津液）」，
這三者支撐著我們的身體。

以此為基礎，
可以分成以下六種體質。

- ●氣不足的「氣虛」
- ●血不足的「血虛」
- ●水不足的「陰虛」
- ●氣流動阻滯的「氣滯」
- ●血流動阻滯的「瘀血」
- ●水流動阻滯的「痰濕」

每種體質都有適合的飲食，
開立的漢方藥也不同，
使用時，最好能諮詢了解漢方的醫師，
或是諮詢漢方藥局。
請選用**最適合自己的漢方藥**吧。

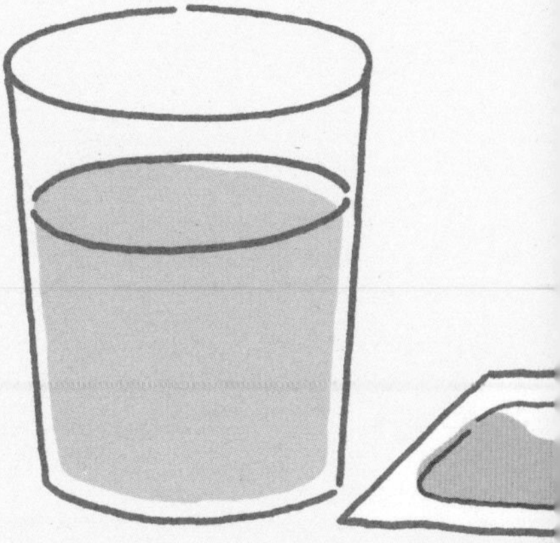

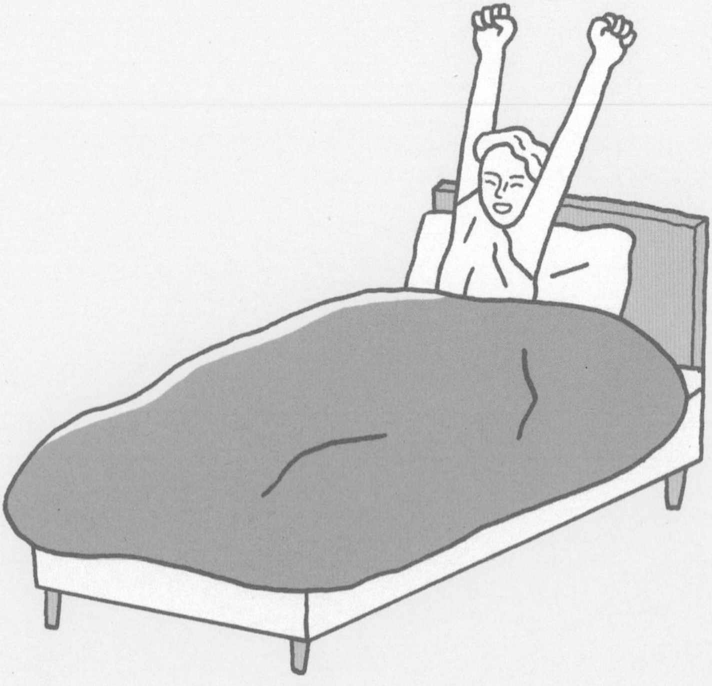

今天也好好努力吧！

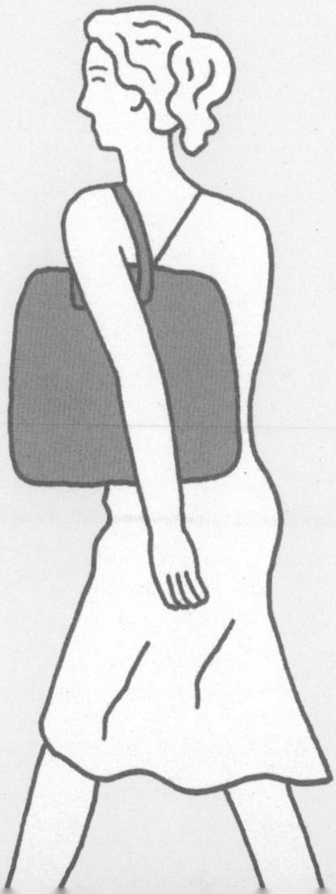

索引

以下將本書中介紹到消除疲勞的訣竅，依主題分類。

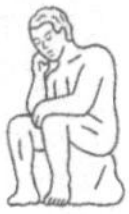

身體

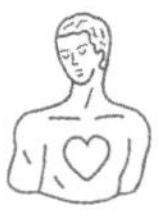

心靈

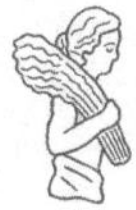

飲食

環境

監修

小池弘人

小池綜合醫療診所院長，出生於東京，一九九五年於群馬大學醫學院醫學系畢業。醫學博士，人文科學（哲學）碩士。為群馬大學醫學院客座講師、日本綜合醫療學會指導醫師、日本內科學會認定醫師、日本臨床檢查醫學會臨床檢查專門醫師等。透過漢方、針灸、保健食品、順勢療法等，探求關於現代醫療中替代療法的可能性。尤其是監修的《ふくらはぎをもむと超健康になる》（暫譯：揉揉小腿超健康，マキノ出版）成為暢銷書，成了引燃「揉小腿習慣」的風潮者。其他也監修有《オトナ女子の不調をなくすカラだにいいこと大全》（暫譯：消除成熟女性不適的有益身體事項大全，サンクチュアリ出版）。

參考文獻

『おつかれ女子のウェルネス手帳 ココロもカラダも笑顔になれる133の気づき』ウェルネスデザイン研究所編／幻冬舎

『疲れない大百科』工藤孝文著／ワニブックス

『太らない 疲れない 老けない 大人女子の食事術』松村和夏著／主婦の友社

『しつこい不調の原因は「慢性上咽頭炎」だった！』堀田修著／学研プラス

『1分でぐっすり眠れるハーバード式4-7-8呼吸完全マスターガイド』板村論子監修／わかさ出版

『足をもむと病気が治る！内臓、肌、脳が若返る！』マキノ出版

『ひもを巻くだけで体が変わる！痛みが消える！』小関勲監修／マキノ出版

『カラダの不調すっきり大事典』宝島社

『暮らしの図鑑 薬膳』ちづかみゆき著／翔泳社

插畫

朝野ペコ

住在大阪的插畫家。繪製書籍、雜誌、廣告等的插圖。採用音樂、電影、流行的元素入畫。

放鬆、舒壓,365天的休養書:給身心疲憊的你一劑暖暖療癒術/小池弘人監修;朝野ペコ插畫;楊鈺儀譯. --
初版. -- 臺北市:時報文化出版企業股份有限公司, 2021.06
面; 公分. -- (身體文化; 165)
譯自:SELF CARE BOOK—365日やさしい疲れのとり方
ISBN 978-957-13-8969-1(平裝)
1. 健康法 2. 疲勞
411.1 110007078

ISBN 978-957-13-8969-1
Printed in Taiwan

身體文化 165

放鬆、舒壓,365天的休養書:給身心疲憊的你一劑暖暖療癒術

SELF CARE BOOK — 365日やさしい疲れのとり方

監修 小池弘人|插畫 朝野ペコ|譯者 楊鈺儀|責任編輯 陳萱宇|主編 謝翠鈺|企劃 廖心瑜|資深企劃經理 何靜婷|封面設計 林芷伊|美術編輯 菩薩蠻數位文化有限公司|董事長 趙政岷|出版者 時報文化出版企業股份有限公司 108019台北市和平西路三段240號7樓 發行專線—(02)2306-6842 讀者服務專線—0800-231-705・(02)2304-7103 讀者服務傳真—(02)2304-6858 郵撥—19344724時報文化出版公司 信箱—10899台北華江橋郵局第九九信箱|時報悅讀網—http://www.readingtimes.com.tw|法律顧問 理律法律事務所 陳長文律師、李念祖律師|印刷 勁達印刷有限公司|初版一刷 2021年6月18日|定價 新台幣400元|缺頁或破損的書,請寄回更換

時報文化出版公司成立於1975年,並於1999年股票上櫃公開發行,於2008年脫離中時集團非屬旺中,以「尊重智慧與創意的文化事業」為信念。